D0760653

volver
a soñar

Pausch, Jai, 19??-
Volver a soñar
reimaginar la vida despu
2012.
3330522????54?
gi   0?/26/13

volver a soñar

Reimaginar La Vida Después De Perder A Un Ser Querido

JAI PAUSCH

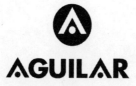

AGUILAR

AGUILAR

Título original: *Dream New Dreams*

© 2012 Elizabeth Jai Pausch

© De la edición original: 2012, Crown Archetype, sello de Crown Publishing Group, división de Random House, Inc.

© De esta edición:

2012, Santillana USA Publishing Company, Inc.

2023 N.W. 84th Ave.

Doral, FL, 33122

Teléfono: (305) 591-9522

Fax: (305) 591-7473

www.prisaediciones.com

ISBN: 978-1-61435-658-5

Diseño de cubierta: Michael Nagin

Diseño de interiores: Ralph Fowler

Diseño de imagen de cubierta: Mary Ciccotto

Primera edición: Agosto de 2012

Impreso en los talleres de Rose Printing Company, Inc.

Traducción: Diego Jesús Vega

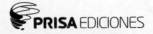

PRISA EDICIONES

A todos aquellos que cuidan seres queridos
enfermos y agonizantes, y luchan para
hacerlo lo mejor posible sin el adiestramiento
ni los recursos adecuados.

CONTENIDO

PRÓLOGO

Mi esposo falleció en 2008, después de librar una batalla de dos años contra el cáncer de páncreas. Aunque recibió la mejor atención médica posible, desde que se le diagnosticó el mal en 2006 y hasta su muerte, la responsabilidad de cuidar de él recayó principalmente sobre mí. En la primavera de 2009, participé en un evento patrocinado por el Centro Comunitario Judío (Jewish Community Center, JCC) conocido como "Semana del que Cuida de Otro". Fue la primera vez que hablé acerca de mi experiencia. A la hora de organizar mi charla, tuve que obligarme a examinar las dificultades que enfrenté en los dos años anteriores. Primeramente, tuve que convencerme de que mis opiniones y perspectivas fueran útiles a los demás. Luego, llegó el turno de unificar mis lecciones aprendidas con tanto esfuerzo, tratando de utilizar las cosas feas y desagradables por las que pasé y hacer algún bien con ellas; convirtiendo paja en oro como suele decirse, y compartirlas con otras personas que recorren o pudieran recorrer el mismo camino. Y me reconfortó ver que mi relato tocó fibras sensibles. El centenar de personas que componía la audiencia escuchó atentamente, y algunos incluso tomaron notas.

Al término de la charla, estreché manos y escuché a todo el que quiso relatar sus propias experiencias. El dolor y la sensación de culpa de aquellas personas por los errores que creían haber cometido hicieron eco en algunos de mis propios sentimientos. Y me hice estas preguntas: "¿Dónde está la ayuda para personas como nosotros que se entregan incansablemente a su ser querido agonizante? ¿Por qué la comunidad médica no se preocupaba por los que se afanan en asumir la carga del enfermo y cumplir al mismo tiempo con las demandas cotidianas normales?". Quise abrazarlos a todos y disipar sus dudas, sustituyéndolas con el perdón a sí mismos. Deseé tener una varita mágica para crear una red de apoyo en cada clínica oncológica para todo aquel que cuida de alguien, de quien la comunidad médica supone que puede y podrá hacerse cargo de una atención complicada, mientras le hace frente a sus propias y en ocasiones abrumadoras emociones. Aunque logré mi objetivo inicial, salí de aquel encuentro sintiendo que era necesario hacer mucho más.

En los dos años siguientes, tuve otras oportunidades de hablar sobre el efecto del cáncer en mi vida y en la de mi familia. Cada vez que hablaba ante un grupo o me reunía con un profesional médico especializado en cáncer, tocaba el tema del papel y las necesidades del que cuida de alguien. Quería llamar la atención con respecto a esa persona en el salón de tratamiento a la cual se ignora con tanta frecuencia, conjuntamente con sus necesidades y habilidades. Aunque no podía viajar y dar charlas e interceder por los que afrontan en silencio la difícil situación de cuidar de alguien, pensé que un libro podría llegar a muchas más personas.

Quise que mi historia fuera algo útil a los demás, y no un recuento exhaustivo acerca del profesor que escribió *La última lección*. Comencé usando mi charla en el JCC como la estructura básica para mi relato, exploré los retos y problemas complejos originales que debí enfrentar al cuidar de alguien. Hablé con psicoterapeutas especializados en afrontar la pérdida de seres queridos, y con médicos de cuidados paliativos, así como con decenas de personas que cuidan de pacientes con cáncer y Alzheimer. Aunque la experiencia de cada persona es única, las dificultades principales son universales. La exploración de mis propias experiencias me obligó a ahondar en una herida dolorosa y abierta, lo cual provocó en mí efectos positivos y negativos.

En el aspecto positivo, escribir ha sido una ayuda tremenda para mi sanación. El proceso me permitió apreciar mi fuerza y resiliencia. He podido seguir adelante en una nueva dirección para mí y para mi familia. También me ha dado la oportunidad de estar en paz con tantos acontecimientos perjudiciales que viví.

En el aspecto negativo, no he podido dejar atrás completamente mi pasado. Los años transcurridos con Randy se edificaron día a día de alguna manera, estructura o forma. Esa resurrección del pasado podría producirse por un mensaje de correo electrónico de un grupo intercesor de enfermos de cáncer de páncreas, o de alguien que reconoce mi nombre. A cuatro años de la muerte de Randy sigo teniendo pesadillas y hablando en sueños, pues mi subconsciente revive los momentos más traumáticos de esa etapa tan penosa de mi vida. Rich, mi actual esposo, me saca de esas pesadillas, acalla mis monólogos en sueños y me calma para que vuelva a dormirme. Esta no es la forma en que quise iniciar un nuevo capítulo de mi vida. No es el final feliz estilo Hollywood que esperaba, pero sé que mi historia no termina con este libro.

Esencialmente, mi sueño es que mi historia legitime aquello por lo que pasan voluntaria y valerosamente quienes cuidan de un ser querido. Los pacientes necesitan y merecen apoyo, pero es hora de que nosotros, como comunidad, comprendamos el sufrimiento que asumen, a veces en silencio, nuestros familiares, vecinos, amigos y compañeros de trabajo. Es necesario que les ofrezcamos ayuda a esas personas, que creemos e implementemos programas en los centros de atención del cáncer y otras organizaciones. Es preciso que nos identifiquemos con esa persona que acepta el deber de encargarse del cuidado y bienestar del paciente. Finalmente, tenemos que cuidar del que cuida a otro.

1

Vivir el sueño

«¿Entonces puedo agarrar el bloque y lanzarlo?», preguntó Randy con incredulidad. Estaba aprendiendo elementos de investigación de gráficos computarizados en la Universidad de Carolina del Norte, donde yo cursaba estudios para mis exámenes de Doctorado en Literatura Comparativa. Randy era profesor de Ciencias de Computación en la Universidad Carnegie Mellon de Pittsburgh e investigaba la realidad virtual y la interacción ser humano-ordenador. De pie en aquel laboratorio de realidad virtual, parecía un niño de treinta y siete años ante una consola Wii de videojuegos, mando en mano. En vez de ver el mundo generado por ordenadores en una pantalla de televisión empotrada en la pared, miraba una pantalla colocada dentro de un casco especializado. En la actualidad, numerosos estadounidenses conocen el manejo de un dispositivo para poner en movimiento objetos o avatares dentro de un videojuego. Pero hace catorce años, esta tecnología no era aún de dominio público, ni tampoco un juego. Por el contrario, era un experimento para determinar cuán convincente podía ser la realidad virtual. En esa demostración, el lanzamiento del bloque no formaba parte de las funciones del programa, pero

Randy no lo sabía, y hacía un millón de preguntas. Ya había notado su curiosidad a inicios de esa mañana, cuando recorríamos otras secciones del laboratorio de realidad virtual. Caminando tras él, pude patentizar su genuino interés en nuestra investigación, que absorbía plenamente. Y me resultó obvio que era inteligente. ¿Qué más se podía esperar de un profesor Carnegie Mellon? Sin embargo, Randy era sorprendentemente práctico. Cuando lo conocí esa mañana, así como en mensajes previos de correo electrónico, insistía en que lo llamara Randy, no Dr. Pausch. No necesitaba ser ceremonioso ni pedir que le reconocieran su título, lo cual resultaba un cambio muy refrescante con respecto a las normas vigentes en el campo académico. Me sentí inmediatamente cómoda con él, incluso después del primer saludo. Y quise conocerlo mejor.

Me cautivó su naturaleza desenvuelta y juguetona. Creo que por eso pude engatusarlo. «Claro, puedes lanzar el bloque a la otra habitación», dije, mintiendo, mientras Randy participaba en la "demostración del hoyo en el piso". Haciéndole caso a mi afirmación, agarró el bloque con el mando, lo elevó por encima de su cabeza y lo lanzó con energía. «¡No funcionó!», exclamó. «Tal vez no hayas soltado el botón lo suficientemente rápido», respondí, mirando al resto de los estudiantes universitarios a cargo de la demostración. Todos nos reímos un poco, en franca complicidad. Randy intentó agarrar y lanzar el bloque varias veces, hasta que escuchó nuestras risas, se levantó el casco, me miró con cierto brillo en los ojos, y rio también. Allí surgió un amor a primera vista. Ante mí, un hombre de seis pies de estatura, de cabellos espesos y negros y obvia inteligencia, con un gran sentido del humor y seguridad en sí mismo. Debió haber pensado que yo era atractiva y tal vez un poco embrujadora, porque me pidió que lo viera esa noche. Por supuesto, la invitación me entusiasmó y la acepté. Y estuve literalmente sentada al lado del teléfono esperando que me llamara después de una reunión que tendría después de cenar. Cuando la hora acordada llegó y pasó, pensé que había cambiado de idea, que yo había estado imaginándome la conexión que sentí con él ese día, y que había creído erróneamente que sus intenciones eran serias. Pero finalmente sonó el teléfono. Era Randy, pidiéndome disculpas por llamarme con tal impuntualidad, pero su reunión se había extendido más de lo esperado. Quería verme, y esperaba que no fuera demasiado tarde. Así las cosas, agarré mi cartera y salí a la calle con el corazón palpitante.

Pensar en cómo nos conocimos y comenzamos a salir juntos, en cómo llegué a confiar y creer en él lo suficiente para casarme otra vez, me provoca una sensación dulce y amarga a la vez. Como mi primer matrimonio con el novio de mis años universitarios fue un fracaso total, sentía pesimismo respecto al matrimonio y a mi capacidad de encontrar un hombre que pudiera ser fiel a esos votos nupciales intemporales de amor, honor y aprecio. Recordar esos primeros días y semanas me causa un gran dolor, pues vuelve a abrir la herida que apenas comenzaba a sanar. Me hiere pensar en nuestra primera cita, cuando caminamos por Franklin Street en Chapel Hill, tomados de la mano. Tuve que tomar la suya para que aminorara un poco el paso, porque caminaba rápidamente, y yo lo hacía con más lentitud. Recuerdo lo suaves que eran sus manos, el vello de sus nudillos, y cómo se comía las uñas igual que yo. Cuando nos tomábamos las manos, él acariciaba mis dedos cerca de los nudillos, lo cual disipaba mi estrés y me dejaba en extrema placidez. Pero no se trataba de una atracción yin y yang, sino que encajábamos uno con el otro, intelectual, alegre y emocionalmente.

Randy permaneció en Chapel Hill por sólo dos días, y su tiempo estaba ocupado con numerosas reuniones con profesores de la Universidad. Pero el segundo día de su visita, me preguntó si me gustaría que se quedara otro día más para volver a salir conmigo. Esto me halagó y le respondí que sí. A la salida del trabajo, viajó conmigo en el autobús de regreso a mi apartamento. Randy no perdió tiempo para cambiar su programa, haciendo llamadas por su celular desde el autobús. En aquel tiempo el uso del celular no estaba muy difundido, y Randy se veía bastante fuera de lugar haciendo coordinaciones de trabajo. Nunca antes había conocido a una persona capaz de mover cielo y tierra para estar conmigo. Y me sentí muy especial y afortunada por un tratamiento tan gentil.

Esa noche hablamos de estipendios de estudiantes universitarios, de préstamos para quienes pretendían graduarse de profesiones cuyos salarios no eran suficientes para pagar el costo de los estudios, y de mucho más. Y abundaron las coincidencias durante aquella económica cena con comida china.

Randy me resultaba muy atractivo, pero no basta la apariencia para enamorarse realmente. Me imagino que debe haber sido la combinación de intelecto y diversión, de sabio y atleta, de tecnología y artes, de honestidad e integridad lo que me cautivó. Me encantaba que fuera un científico e intelectual serio, no un esnob. No se tomaba demasiado en serio, aunque diera opiniones serias y defendiera firmemente sus convicciones. Estaba pleno de vida: era una de esas personas que llena de energía el salón y hacia quien se gravita naturalmente. Y la forma en que me miraba, incluso desde el primer momento, era algo que nunca había experimentado, y tal vez no volveré a experimentar.

Después de aquel encuentro, nuestro romance se transformó en un torbellino. Randy vivía en Pittsburgh, Pensilvania, y yo en Chapel Hill, Carolina del Norte, debido a lo cual hubo muchos viajes para alimentar aquella relación. En ocasiones era yo quien viajaba a Pittsburgh, donde él me mostraba la ciudad, me presentaba a amigos y colegas, y comenzaba a integrarme sosegadamente a su vida. El amor comenzó a florecer, aunque no podía apreciarlo. No estaba segura de si debía creer que un hombre así podría albergar sentimientos serios hacia mí, una mujer ya divorciada a los treinta años que aún cursaba estudios de doctorado en literatura.

Nuestro romance proseguía; llegó el otoño y lo invité a celebrar el Día de Acción de Gracias en casa de mis abuelos en Chesapeake, Virginia. Como regalo, Randy le llevó una casa de pan de jengibre a mi abuela, que había hecho él mismo por las noches al término de su jornada laboral. ¡Qué sorpresa encontrar a un hombre capaz de crear y hornear casas de pan de jengibre! Y desde cero, guiándose por un diseño propio hecho de cartón, y no de un juego comprado en las tiendas Michaels. El esfuerzo y la atención invertidos en la creación y transporte de la casa decían mucho de él y de las cosas que valoraba. Aunque podría haberse limitado a comprar un ramo de flores para nuestra reunión familiar, Randy se esmeró en dar una buena impresión, lo cual reflejó también su auténtica faceta creativa, una faceta en la que no hacía cosas ordinarias.

Posteriormente me llevó a Columbia, Maryland, para participar en la celebración de los cumpleaños de su madre y su padre. El regalo para su padre fue sencillo: galletas con pedacitos de chocolate hechas en casa. Randy pensaba que el acto de regalar no tenía que ser precisamente un muestrario de la suma de dinero que se quería gastar, sino más bien la cantidad de cariño que llevaba implícito. Tal filosofía hizo eco en mí, y me hizo amarlo y respetarlo aun más.

En breve, comenzamos a pasar juntos todos los fines de semana y días festivos, y Randy me abrió las puertas de algunas experiencias inolvidables, desde un recorrido por las interioridades del diseño de un parque temático en un popular centro de diversiones, o conocer personas plenas de ideas interesantes. También me invitaba a participar en cenas y en viajes de negocios, a pesar de que no soy científica de computación. Me encantaba el estímulo intelectual, las conversaciones que ponían a prueba mis nociones preconcebidas, y los temas eclécticos. Como estaba consciente de que no tenía su preparación en materia de tecnología, Randy me explicaba las ideas básicas del tema tratado para que pudiera participar en la conversación. Y lo hacía de forma considerada y realista, sin paternalismos, llegando incluso a pedirme mis opiniones o impresiones, escuchando con atención y demostrando cuánto valoraba lo que yo pudiera decir. Los fines de semana me parecían demasiado breves, mientras que los días laborales se tornaban cada vez más largos. Y se me hacía cada vez más difícil no estar con aquel hombre todo el tiempo, de tal manera que una simple llamada telefónica no bastaba para cubrir la distancia existente entre nosotros.

Recuerdo vivamente un viaje de estudio a Chicago con sus alumnos del programa de maestría Carnegie Mellon, donde vimos juntos por primera vez Blue Man Group, una de las presentaciones escénicas más originales de la actualidad, compuesta por tres actores pintados de azul de la cabeza a los pies, quienes no dicen una palabra, y utilizan tambores, tecnología y lenguaje corporal para comunicarse y maravillar al público. Una propuesta novedosa, muy diferente de cualquier obra teatral jamás vista. Al final del espectáculo, Randy estaba visiblemente emocionado, y, volviéndose hacia mí con lágrimas en los ojos, me dijo: «Me siento muy feliz de que estés aquí para compartir conmigo esta experiencia». Esa misma noche fuimos a ver Tony and Tina's Wedding, una obra en la que los asistentes se convierten en invitados a la boda, y participan incluso en la acción, de manera que, cuando los actores les pidieron a las damas solteras que subieran al escenario a ver quién atrapaba el ramo de la novia, Randy y sus colegas insistieron en que fuera. Y, para mi sorpresa, fui yo la que atrapó el ramo de flores, y podrán imaginarse las bromas de que fuimos objeto por parte de sus colegas y alumnos. Después del viaje a Chicago, supe que no pasaría mucho tiempo antes de que Randy me propusiera formalmente matrimonio. Me preocupaba quedar atrapada nuevamente en un matrimonio con un esposo que no tratara de resolver los problemas sino que continuara con una conducta destructiva, lo cual implicaría una vida infeliz o un divorcio doloroso. ¿Iba a dejar entonces que mi pasado ensombreciera mi futuro? ¿Seguiría atada a aquel fracaso, reconocería mi fuerza y lo intentaría de nuevo? Estas eran algunas de las preguntas que me formulaba una y otra vez.

Randy era divertido, inteligente, pero, más importante aun, afectuoso. Sabía que me quería porque me lo demostraba, además de decírmelo. Sus acciones revelaban su corazón y su carácter en pequeños detalles como comprarme un paraguas si yo no tenía uno; o en gestos grandiosos como prometerme que se haría cargo de todos los gastos de mi regreso a Chapel Hill en caso de que la relación no funcionara. Aunque me dominaba la ansiedad, confiaba en Randy y en nuestra relación, y acepté mudarme a Pittsburgh. Y aun sentí temor cuando notifiqué con dos semanas de antelación que dejaría mi plaza de coordinadora de extensión de programas y asistente de oficina del Departamento de Ciencias de Computación, y cuando les dije a mi familia y amigos que me mudaba y comencé a buscar apartamento y empleo en Pittsburgh. Cada vez que manejo hacia Pittsburgh por la autopista I-70 W y el Pennsylvania Turnpike, recuerdo mi viaje con Randy en el camión de U-Haul con todas mis posesiones mundanas a bordo, y mi automóvil en el remolque. Esos sentimientos de temor y entusiasmo afloran cuando recuerdo a Randy tras el volante, mirándome, sonriéndome y tomándome la mano. Después de un matrimonio fracasado, había que armarse de valor para volver a confiar en alguien. Pero Randy facilitó que creyera en él y en nosotros. Sabía que nuestro matrimonio nunca acabaría en divorcio. Sabía que sería "hasta que la muerte nos separe". Pero ignoraba que sería poco después de formular nuestros votos nupciales. Nos casamos el 20 de mayo de 2000, en Pittsburgh, bajo dos enormes robles en una sencilla ceremonia a la que sólo asistieron familiares cercanos y unos cuantos amigos.

Incluso después que Dylan, Logan y Chloe vinieran al mundo, la magia continuó. A Randy le encantaba ser padre, y quería niños suficientes como para "amontonarse en el auto" como me explicaba. Como yo tenía treinta y cuatro años y Randy cuarenta cuando iniciamos nuestra familia, no dejamos pasar mucho tiempo entre uno y otro hijo. Dylan nació a finales de 2001, Logan dos años y medio después, y Chloe diecinueve meses después de Logan. ¡Tres hijos en cinco años! Los niños pequeños le imponen mucho estrés al matrimonio, y el nuestro no fue una excepción. Cuando Dylan nació siete semanas prematuro con dos libras y quince onzas de peso, Randy y yo nos aterramos ante el hecho de perder a nuestro primogénito. Recuerdo que Randy adoptó su modalidad de solución de problemas para crear un calendario de trabajo en el que mi madre, él y yo nos turnábamos cada tres horas para alimentar y cambiar a Dylan, y anotar lo que entraba y salía de su cuerpo para que el pediatra pudiera medir su crecimiento, llegando hasta describir la consistencia y color de sus excrementos y la forma en que comía. (Creo que aún conservo en mis archivos algunas de esas tablas. Imagínense lo que significa describir la caca de un bebé ¡a las tres de la mañana!). El peligro que corría al ser tan pequeño consistía en que era demasiado débil para llorar cuando necesitara alimentos, por lo que seguimos ese procedimiento por tres meses seguidos hasta que Dylan aumentó de peso lo suficiente como para esperar que llorase cuando sintiera hambre. Algo extremadamente fatigoso. No creo que Dylan haya llegado a dormir toda la noche hasta que cumplió cinco años más o menos, y aprendió a poner un CD en la reproductora para escuchar un cuento cuando se levantaba en plena noche. Durante ese tiempo nos dimos cuenta de que a Randy le hacía daño despertarse en medio de la noche, pues no podía volver a dormirse y se sentía agotado en la mañana antes de irse a trabajar. Como yo me quedaba en casa y podía disfrutar de una siesta durante el día mientras los niños dormían, me encargaba de los turnos de noche para liberar a Randy y hacerle la vida un poco más llevadera. Dar y recibir. Eso es lo que hicimos siempre para afrontar los tiempos difíciles y hacer que nuestra vida en común fuera mejor.

Como me dedicaba cada vez más profunda y completamente a cuidar a Dylan, Randy advirtió que yo corría el peligro de perder todos los límites entre mi pequeño y yo. Con su habitual seguridad en sí mismo, creía saber lo que yo necesitaba cuando no podía pensar coherentemente a causa de la fatiga, y el miedo empañaba mi proceso de tomar decisiones. Cuando veía el callejón sin salida en el que me encontraba, me imponía períodos de separación del bebé y de la casa para que pudiera tomar un aire. Aunque no me gustaba hacerlo, dejaba a regañadientes el niño al cuidado de su padre. Recuerdo estar sentada en un parque intentando leer, e incapaz de concentrarme en las palabras contenidas en la página. Todo lo veía rojo a causa de la ira de no estar con Dylan. Pero después de intentarlo en varias ocasiones, aprendí a salir de la "modalidad de Mamá" y usar ese par de horas para satisfacer algunos de mis propios intereses. Ese sentimiento recién encontrado de conciencia de mí misma y de autopreservación me resultaron de gran utilidad, pues poco después nacieron nuestros otros dos hijos, muy próximos uno del otro. Tal vez no era quizá lo que deseaba escuchar o ver en mí, pero Randy y yo teníamos una comunicación tan abierta y honesta que podíamos compartir cualquier cosa. Si uno no estaba de acuerdo con el punto de vista o sugerencia del otro, discrepábamos con respeto o llegábamos a un acuerdo que funcionara lo suficientemente bien para ambos. Puedo recordar muy escasas ocasiones en que alzamos la voz con ira o frustración, lo cual es notable, dado el estrés que implican la crianza de un niño y una grave enfermedad. Randy siempre fue muy racional y razonable, y me amaba de manera tal que era capaz de hacer cualquier cosa por mí.

Aunque la fase del cuidado de un bebé le resultó ardua, Randy ganó independencia cuando los niños cumplieron dos años. Era él quien hacía locuras con ellos. Uno de sus juegos favoritos era el de "Asustar a Mamita", que consistía usualmente en trucos tontos. Cuando los niños eran pequeños, a Randy le gustaba balancearlos sobre la palma de su mano. El niño se paraba recto mientras Randy movía la mano hacia arriba, hacia abajo y en círculos. Por supuesto, yo gritaba y lloraba en los momentos apropiados, algo que a los niños les encantaba. Randy era además el que se acurrucaba con ellos en el sofá. Mamita parecía siempre ocupada cuidando a uno u otro niño, o preparando la comida o la merienda, pero Papi era su compañero de acurrucamientos, dándoles muchísima atención individual, hablando con ellos para saber cómo les había ido el día, o de algún tema de interés. Además, cocinaba con ellos, preferiblemente el desayuno de los fines de semana, cuando teníamos más tiempo libre. Lo que más le gustaba hacer a Randy eran los "panqueques de animales". No usaba molde, sino que vertía la mezcla directamente sobre la sartén, de manera tal que adoptara una forma que se pareciera a algo. La misión de los niños era determinar la forma que adoptaría el panqueque, tal vez un caballo o un cerdo. Era como una especie de prueba de Rorschach, un juego divertido que provocaba mucha conversación y risas en la mesa del desayuno. ¡Cuántas mañanas felices con aquellos panqueques locos!

En la misma medida que nos encantaba estar juntos, nos gustaba compartir con nuestras familias. Queríamos que los niños las conocieran a ambas, a pesar de que vivíamos a unas cuatro horas de camino de nuestro familiar más cercano. Así hicimos viaje tras viaje a Maryland y a Virginia para visitarlos, desde que eran sólo bebitos. Recuerdo el último viaje familiar que hicimos antes de que Randy se enterara de que padecía de cáncer. Fue en el verano de 2006, y decidimos visitar a mi hermano menor en Raleigh, Carolina del Norte. A la mayoría de las personas les resultaría difícil entender la combinación de una recién nacida con un niño de veintidós meses y otro de año y medio en un viaje extenso como su idea de vacaciones. Pero nosotros teníamos un compromiso con la idea de mantener estrechos lazos familiares. Y bien poco sabíamos entonces cuánto los pondríamos a prueba en cuanto tuvimos la necesidad de solicitar la ayuda de nuestros familiares. Estábamos a principios de agosto y hacía calor, un calor sureño, con índices de humedad cercanos al 90 por ciento todo el tiempo, y días que comenzaban con 85 grados. Nos hospedamos en un hotel pequeño con piscina, a poca distancia de la casa de mi hermano. La palabra clave de este relato es "piscina". Durante aquellos días que estuvimos en Raleigh, pasamos la mayor parte del tiempo en el agua. A los niños y a Randy les encantaba; ambos se turnaban para saltar, esperando que el padre los agarrara, mientras yo cargaba a la pequeña Chloe en una parte más tranquila de la piscina. Mi hermano y su esposa llegaron en la tarde para hacer un asado y relajarse en la sombra o jugar en el agua con los niños, e incluso algunos de mis amigos de la Universidad pasaron por allí para darse un chapuzón.

Recuerdo particularmente a una amiga que miraba a Randy jugar con los chicos, visiblemente emocionada con su amor mutuo y su alegría de estar juntos. Recuerdo haber estado mirando la misma escena, y pensando en lo feliz que me sentía de formar parte de una familia tan maravillosa, y de cuántas veces más admiraría esa escena de diferentes maneras en mi vida: mi esposo, su padre, amándolos, disfrutando los placeres simples de la vida. Fue uno de mis sueños convertido en realidad: tener una familia, una familia cariñosa y feliz. Sin duda, esto implicaba sus desafíos, pero la gratificación fue más grande de lo que esperaba. Me complacía ser madre y esposa, y me entregué a estos roles con fervor, aprendiendo a ensanchar mi corazón lo suficiente para poder amar a cuatro personas. Cuando la vida se nos presenta con tanta felicidad, es difícil imaginar que la tierra puede temblar y abrirse para tragarnos. Lo peor que podía imaginar en aquel momento era que uno de los niños tuviera una infección en el oído. No sabíamos que nuestro trayecto como familia y como pareja estaba a punto de dar un giro muy serio que nos pondría a prueba y que amenazaría con quebrantarnos. Lo que habíamos puesto en marcha era nuestro sólido vínculo y un amor construido a partir de la confianza y la comunicación. Recuerdo cuánto vacilé para dejar mi vieja vida en Chapel Hill para crear una nueva con Randy en Pittsburgh. Era lo correcto: pensar con cautela en el matrimonio, conociendo con una visión de 20/20 lo difícil que resulta mantener una relación saludable. Es una decisión de la que jamás me he arrepentido, incluso ahora.

2

Sueños truncados

TEMPRANO EN LA MAÑANA del fin de semana del Día del Trabajo, en septiembre de 2006, recibimos una llamada de nuestro médico de cabecera, quien estaba analizando una tomografía CT del abdomen de Randy que había hecho el día anterior. Aquella llamada un sábado, y sobre todo en un fin de semana feriado, no fue un buen presagio. En aquel momento experimenté la misma sensación que cuando suena el teléfono a medianoche: un gran nudo en el fondo del estómago. «¿De qué quiere hablar el doctor conmigo?», le pregunté a Randy mientras este me extendía el aparato.

Aunque no era enfermizo, Randy se había sentido muy mal en las últimas semanas, y tratábamos de encontrar la causa de sus misteriosos síntomas: fatiga, pérdida de peso, inapetencia, heces flotantes. Y los análisis de detección de enfermedades obvias como influenza, estreptococos en la garganta, hepatitis A, B y C, dieron resultados negativos.

Como Randy no podía levantarse de la cama, tuve que hacerme cargo del turno de noche con la bebita y el de primera hora de la mañana con sus hermanitos. Y aunque me ayudaban con los niños durante la semana, me sentía agotada. Cuidar de la familia, supervisar nuestro proyecto de renovación de la casa, y cumplir con otros tantos compromisos estaba comenzando a hacer estragos en mí. Como cualquier otra pareja, Randy y yo habíamos creado una rutina, dividiendo las responsabilidades, y trabajando en común para que el tren de la familia Pausch siguiera adelante sin tropiezos.

Nuestro día característico comenzaba cuando Dylan, de cuatro años y medio, y Logan, de veintitrés meses, se despertaban alrededor de las seis de la mañana. Como estaba amamantando y me despertaba varias veces durante la noche a alimentar a Chloe, de cuatro meses, Randy se levantaba con los chicos y hacía el desayuno. A menudo Dylan se paraba sobre un escabel y ayudaba a Randy a cocinar, disfrutando la emoción de ser útil en la cocina cascando o batiendo los huevos, mientras Logan se entretenía con sus juguetes hasta que llegaba el momento de desayunar. Luego Randy se preparaba para ir al trabajo y comenzar su día en la Universidad.

Mis responsabilidades principales eran los niños y las renovaciones del hogar. Estábamos levantando el techo de nuestra casa estilo rancho en Pittsburgh para tener un poco más de espacio a medida que crecía nuestra familia. En aquel momento, escogía los componentes de construcción, desde la plomería hasta las baldosas, y hacía algunas modificaciones al proyecto. Aunque trabajábamos con un excelente contratista y arquitecto que se encargaba de las labores más esenciales y confiábamos en él, nos tocaba decidir los detalles, como la ubicación de los interruptores y la cantidad y lugar de colocación de tomacorrientes en una habitación. También supervisaba a Amy Samad, una niñera maravillosa, quien me ayudaba con los niños y sus actividades. Amy me dio la oportunidad de sentarme de vez en cuando y no ser presa del agotamiento. Si a eso le sumábamos las visitas al médico, el preescolar, las actividades centradas en los niños como clases de música y la administración del hogar, había trabajo más que suficiente. El solo hecho de encargarme del lavado de la ropa y de la comida de tres niños menores de cinco años, me tomaba varias horas al día.

Mientras asumía las responsabilidades domésticas, Randy se encargaba de las finanzas familiares, pagando las cuentas y los impuestos. También le gustaba sugerir y coordinar nuestros viajes, llevándonos usualmente a sitios donde disfrutara toda la familia. Cada vez que consultaba con Walt Disney Company, Inc., tratábamos de hacer lo que nos aconsejaban. Mi parte de la preparación del viaje consistía en empacar la ropa, meriendas y juguetes necesarios. Además, Randy se concentraba en su carrera, que incluía impartir clases, asesorar a alumnos de doctorado y maestría en sus trayectorias académicas, dirigir su equipo de investigación, redactar solicitudes de subvención, asistir y presentar conferencias, colaborar con otros investigadores, asistir a varias reuniones de departamento académico y participar en decisiones de contrato de personal. Era muy versátil y disfrutaba las exigencias diversas de su trabajo. No creo que la gente se dé cuenta de todo lo que implica el trabajo de un profesor, pero va más allá de enseñar e investigar. A Randy le encantaba su trabajo, especialmente en la Universidad Carnegie Mellon, hasta el punto de sentirse en deuda con la institución por todas las oportunidades que le había dado.

En las tareas del hogar, Randy y yo creamos una relación simbiótica en la que cada cual hacía su contribución a nuestra vida de familia y a la crianza de nuestros hijos. El papel de ambos era crucial para que todo funcionara. Yo valoraba enormemente a Randy por sus esfuerzos, y sabía que él me valoraba por los míos. Él era como un enorme engranaje en la rueda de nuestro avance. Sin él, el delicado equilibrio de mantener nuestra familia perdió el control. El tren se había descarrilado y seguía adelante dando bandazos ruidosos y peligrosos. Nuestra familia lamentaba amargamente su ausencia cuando Randy tenía que hacer un viaje profesional una semana al mes, o cumplir con las largas horas necesarias para su trabajo. Randy solía hacer bromas acerca de la flexibilidad laboral que le ofrecía la Universidad, diciendo que podía trabajar sus ochenta horas semanales cada vez que quisiera.

El momento presente contribuiría a poner en claro cuánto dependíamos de Randy. Mientras él me tendía el teléfono, yo me debatía pensando por qué el médico quería hablar conmigo. «Quiere decírtelo personalmente», dijo Randy mientras me sentaba en el piso, teléfono en mano. Lo que el médico tenía que decirme era que había detectado una masa en el páncreas de Randy, a todas luces un cáncer. Recuerdo que el médico me dijo que no era justo y que lo sentía mucho, pero nada más. Ni me molesté en preguntarle cuál era la función del páncreas ni dónde estaba ubicado. Tampoco de cuáles eran las posibilidades de supervivencia. Estaba demasiado anonadada, demasiado pasmada con la palabra cáncer. ¡Randy estaba a punto de cumplir cuarenta y seis años! Ni siquiera puedo recordar cómo terminó la conversación. Lo que sí recuerdo claramente era cómo miraba a Randy durante la llamada, estudiando su expresión, buscando pistas provenientes del hombre a quien más admiraba para ver qué demonios estaba ocurriendo. Sabía que era una mala noticia, pero no podía saber hasta dónde lo era.

Cuando cortamos, fui hasta la cama y le entregué a Randy su celular, mirándolo a la cara todo el tiempo. Su rostro hermoso y juvenil estaba serio, y sus ojos pardos intensamente concentrados. Apenas podía imaginarme los cálculos que estaba haciendo su cerebro maravilloso e inteligente. Luego, pausadamente y con voz de autoridad, el hombre de mis sueños me dijo sin rodeos que iba a morir. Más aun, que tal vez le quedaban de tres a seis meses de vida. Se había enterado de todos esos detalles al buscar "cáncer de páncreas" en Google con su computadora portátil mientras estaba en la cama. No había ni un ápice de autoconmiseración en su voz, sólo un tácito reconocimiento de los hechos tal cual los comprendía en ese instante. Como si intuyese la gravedad de ese momento, Randy se dedicó a buscar un resquicio jurídico en el contrato con la Muerte, no tanto para él como para mí y sus hijos. Si había algún rayo de esperanza posible, Randy estaba resuelto a encontrarlo y asirse a él.

Al remontarme en el recuerdo a aquel momento, puedo ver cómo la situación se convirtió en la nueva norma para Randy: sentarse en la cama para trabajar en su computadora portátil y/o hablar por su celular. En vez de ir a la oficina en la Universidad o al aula como el profesor e investigador dinámico que era, realizaba todo su trabajo desde nuestro lecho. Su computadora portátil, en otro tiempo mi rival para lograr su atención, se convertiría en una cuerda de salvamento que le mantenía conectado con su grupo de investigación, sus alumnos, colegas, familiares y médicos. De esta forma, Randy podía seguir haciendo muchas de las cosas que le apasionaban, incluso cuando el cáncer iba privándolo lentamente de su energía.

Exceptuando el color amarillento de su piel provocado por la presión del tumor sobre el conducto biliar y la acumulación de bilirrubina en el torrente sanguíneo, Randy se veía perfectamente saludable. ¿Cómo podía dar por sentado que iba a morir? ¿Cómo podía estar tan seguro? Aún estaba recuperándome de los embates verbales recibidos. Los golpes propinados por el médico y Randy me habían dejado mareada. Trataba de procesar tanta información nueva, intentando asirme a la vida maravillosa que habíamos forjado juntos en ocho breves años, y que súbitamente adquiría una gran fragilidad.

Desde que Randy y yo nos conociéramos en el otoño de 1998, Pittsburgh se convirtió en nuestro hogar porque esta ciudad era su lugar de trabajo. Creamos una red de amigos íntimos con quienes disfrutábamos cenas, películas, conciertos, eventos deportivos y obras teatrales. Además, celebrábamos juntos los cumpleaños de los niños y los feriados. Habíamos encontrado una iglesia donde nos sentíamos cómodos y adonde acudíamos cada domingo cuando estábamos en la ciudad. Y participábamos activa y mutuamente en nuestras respectivas vidas profesionales. Cuando yo trabajaba,

Randy supervisaba mis diseños de páginas Web, hacía sugerencias y me enseñaba técnicas de prueba del usuario. Por mi parte, yo ayudaba a organizar fiestas en nuestra casa para sus alumnos, y asistía con él a eventos de la Universidad. Jugábamos juntos partidos de fútbol americano de bandera en la Liga Deportiva de Pittsburgh, y Randy me enseñaba las reglas y cómo neutralizar al mariscal de campo. Yo jugaba incluso después del nacimiento de Dylan, amantándolo en el banco durante los intermedios, pero al poco tiempo dejé el deporte. Randy siguió jugando varios años, y mantuvimos la amistad con nuestros compañeros de equipo.

Lo más significativo que logramos fue comenzar juntos una familia. Mi primer embarazo fue difícil. En el examen del séptimo mes, el médico mostró preocupación porque yo sentía que el bebé no se movía con demasiada frecuencia. Me enviaron al hospital para someterme a un ultrasonido en el cual se evidenció que Dylan era muy pequeño para su edad de gestación, y tenía las piernas junto a las orejas, en una franca postura para nacer de nalgas, lo cual contribuía a la falta de movimiento. Pero el mayor problema era el peso. Nuestro obstetra recomendó que descansara acostada, así como la vigilancia diaria del feto, y una serie de inyecciones de esteroides para acelerar el desarrollo de sus pulmones. La preocupación era que Dylan naciera antes de tiempo y fuera incapaz de respirar, porque los pulmones son los últimos órganos en desarrollarse. Randy se mostraba muy calmado en aquellas consultas, tomando siempre mi mano y dándome el apoyo emocional que necesitaba en ese tiempo. Pero se asustó un poco cuando mi placenta se separó parcialmente y mis bragas se empaparon de una sangre roja y brillante, y no sólo violó el límite de velocidad y pasó las luces rojas mientras me llevaba al hospital, sino que casi arrastra a mi madre cuando no se bajó del auto con suficiente rapidez. Randy sostuvo mi mano durante toda la cesárea de emergencia. Cada vez que yo estaba a punto de una conmoción, él me ayudaba a mantener el control. Randy permaneció tras de mí en la sala de recuperación mientras pasaba el efecto de la anestesia y el dolor súbito me hacía saber lo infeliz que se sentía mi cuerpo a causa del trauma que había experimentado. Ambos celebramos la llegada del año 2002 agradecidos de tener un bebé prematuro de sólo dos libras y quince onzas en la unidad de cuidados intensivos neonatales de aquel mismo edificio. El de Dylan no fue el último embarazo y parto difícil que pasaríamos los dos, pero sí la primera crisis médica que pondría a prueba nuestro temple, y nos enseñaría a depender absoluta y completamente uno del otro.

Cuando necesitaba ir a ver a Dylan a la unidad de cuidados intensivos neonatales, Randy me llevaba en el auto, independientemente de la hora del día o la noche. Amaba a aquel pequeñito tanto como yo, y nos turnábamos en "la labor del canguro", colocando a Dylan sobre nuestra piel desnuda para ayudarlo a prosperar. Y prosperó, aumentando de peso y normalizando los latidos de su corazón y su ritmo respiratorio. Al cabo de veintiún días en la unidad de cuidados intensivos neonatales, nuestro bebé pesaba tres libras y media, y estaba listo para irse a casa. El equipo médico nos invitó a pasar la noche en un dormitorio especial con Dylan, ya desconectado de los monitores, para que Randy y yo nos sintiéramos confiados cuando saliéramos del hospital y nos lleváramos el niño a casa. Tanto Randy y yo como el equipo médico nos habíamos hecho dependientes del monitor cardiaco para saber que Dylan estaba bien. Cuando retiraron las almohadillas conductoras del pequeño pecho de Dylan, todos contuvimos el aliento esperando que el niño confrontara súbitamente dificultades. Pero en la medida que transcurrían los minutos, comenzamos poco a poco a respirar normalmente. Antes de que el equipo se retirara de la habitación para dejarnos dormir, señalaron el botón de emergencia que debíamos usar si creíamos que Dylan necesitaba atención médica. Una enfermera vendría al rescate si fuese necesario. Aquel botón de emergencia nos hizo sentir un poco más cómodos, pero aquella primera noche en la habitación del hospital estuvimos muy nerviosos.

Y así bregamos durante los primeros días y meses después de tener un bebé prematuro a quien necesitábamos despertar cada tres horas para alimentarlo. La incorporación de un bebé a nuestra relación llegó con su propio conjunto de retos mientras ejercíamos el equilibrio de ser padres y de mantener la solidez de nuestro amor y matrimonio. Los dos primeros años discutíamos como cualquier pareja cuando me entregaba enteramente a mi rol de madre y no le daba a Randy el tiempo y la atención que necesitaba. Hubo incluso muchas conversaciones sinceras y algunas lágrimas. Lo bueno de nuestro matrimonio era que podíamos sostener aquellos diálogos con el alma al desnudo sin que ninguno de los dos dejara que las emociones nos cegaran y dijéramos cosas hirientes de las que nos arrepintiéramos después. Jamás nos levantamos la voz el uno al otro en un acceso de ira. Ambos teníamos el compromiso de hacer funcionar nuestro matrimonio, y yo sabía, sin la menor sombra de duda, que Randy jamás claudicaría ni nos abandonaría.

Cuando me enteré de que estaba embarazada de Logan, vivíamos en San Mateo, California, donde Randy estaba realizando un año sabático con Electronic Arts, una compañía fabricante de videojuegos. Un sabático es un privilegio académico especial que se le puede otorgar a un profesor cada siete años o algo así, para que se libere de sus clases y deberes universitarios y haga algo que le enriquezca intelectualmente. El primer sabático de Randy fue con Walt Disney Imagineering, y luego trabajó con el gigante de los videojuegos para tener una mayor comprensión de la cultura de esa industria. El sabático terminó a la mitad de mi embarazo, y nos trasladamos al este, a nuestra casa en Pittsburgh. Durante uno de mis exámenes prenatales, el análisis de orina dio como resultado unos niveles de proteínas alarmantemente altos. El médico me indicó que fuera inmediatamente al hospital pues era necesario hacer más exámenes debido a que mostraba señales de preeclampsia o toxema del embarazo, debido a lo cual podrían verse obligados a inducir el parto. Me sentí atemorizada de que se repitiera el alumbramiento de emergencia y de que el niño pudiera tener algún padecimiento grave. Y para empeorar las cosas, llevaba conmigo a Dylan, debido a lo cual no podían hospitalizarme acompañada de un niño de dos años.

Llamé a Randy, quien estaba en una reunión de suma importancia, para explicarle el dilema en que me hallaba. Mi esposo no vaciló un instante, y abandonó inmediatamente la reunión para estar a mi lado, llamando a una niñera para que se hiciera cargo de Dylan mientras él se quedaba conmigo en el hospital y esperábamos que los médicos hicieran prueba tras prueba sin indicarnos hacia dónde iba la situación: ¿estarían comenzando a fallar mi hígado y mis pulmones, lo cual les obligaría a inducir el parto? Muchas horas después, nos dijeron que todo iba a salir bien y pudimos respirar con alivio.

Logan vino al mundo un par de semanas antes de tiempo, y me diagnosticaron preeclampsia cuando entré en labores de parto el 2 de octubre de 2004. El alumbramiento se retrasó como resultado de una medicina que me administraron para que no convulsionara. El médico me dio la opción de elegir un parto con cesárea o natural. Randy y yo conversamos unos minutos y cuando regresó el doctor le dijimos que preferíamos un parto natural. ¡Craso error! Después de pujar durante una hora, Logan se atascó en el conducto natal. Y otra vez nos llevaron a la sala de operaciones en la que se congregaba un nutrido equipo médico. De repente, nuestra íntima experiencia de dar a luz se transformó en el drama de un procedimiento de parto asistido. Como Logan ya había avanzado demasiado por el conducto natal para recurrir a una cesárea, el médico y su asistente usaron los fórceps para halar, mientras dos enfermeras a cada lado de mi vientre empujaban fuertemente cuando yo pujaba durante una contracción. Cuando emergió la cabeza de Logan, creímos que su cuerpo se iba a deslizar sin problemas, pero no fue así, y el médico tuvo que halar suavemente hasta que logró salir. Recuerdo cómo fui desvaneciéndome y perdiendo la conciencia después de escuchar el llanto saludable de Logan. Sabía que los médicos y las enfermeras se harían cargo del bebito. Cuando abrí los ojos al cabo de unos instantes, seguían alrededor del niño y me di cuenta de que me impedían verlo. Le pedí a Randy que me dejara verlo pero él se negó, respondiéndome que podría hacerlo después. Como sabía por instinto que algo andaba mal, le exigí a Randy que me dijera lo que ocurría, y me dijo que durante el parto Logan se había dañado el hombro y que tal vez le habían pellizcado un nervio. Fuera lo que fuese, Logan no podía mover el brazo ni el hombro, e ignorábamos si el daño era temporal o permanente. Mientras yacía sobre la mesa de operaciones y el médico me suturaba, el terror me oprimió el corazón y la conciencia me torturaba: "¡Oh, Señor, cuánto lamento haber elegido el parto natural en vez de la cesárea!" Y me acusé de egoísta y de hacer que el niño corriera riesgos. Al cabo de un rato, Randy me dijo feliz que Logan había comenzado a mover el hombro y que todo saldría bien. A lo largo de aquella odisea, Randy estuvo siempre a mi lado, sin pronunciar ni una palabra de crítica ni sembrar dudas ni culpa. Allí estaba, simplemente, para ayudarme y supe que podía apoyarme en él.

A medida que crecía la familia, las exigencias de tiempo que enfrentaba Randy se hicieron más problemáticas. Aquellos viajes de una semana cada mes ejercían un impacto mucho mayor en nuestra familia. Como la mayoría de las parejas, Randy y yo analizábamos en qué forma podíamos equilibrar trabajo y familia. En ocasiones sentía que estaba criando sola a los niños mientras él viajaba o trabajaba en el laboratorio, en la Universidad o en nuestra oficina en casa. A menudo su capacidad de pensar parecía mermada por el trabajo, o al menos eso era lo que yo creía. Randy quería deshacerse de algunas de sus responsabilidades académicas, pero la pregunta era ¿cuáles? Asesoraba a varios estudiantes de doctorado, lo cual consumía mucho tiempo de contacto individual con cada uno de ellos. Tenía que cumplir con las exigencias establecidas en sus contratos de subvención hasta que venciera el período de otorgamiento, y aunque podía reducir la cantidad de sus charlas, no quería renunciar a ellas completamente porque le encantaba tanto organizarlas como darlas. Finalmente se decidió por sus compromisos con varios departamentos académicos. Después de mucho pensar y analizar, Randy decidió renunciar a la codirección del Centro de Tecnología del Entretenimiento, una institución académica que había ayudado a fundar, y contaba con alumnos de varias disciplinas que colaboraban y ofrecían un programa de Maestría en Tecnología del Entretenimiento. Poco después de que Randy redujera sus compromisos profesionales, a su padre le diagnosticaron un tipo de leucemia incurable. Randy pudo así hacer uso de su tiempo extra para estar con el enfermo y con su familia en continuo crecimiento, pues yo estaba embarazada con nuestro tercer hijo. El aumento de las demandas familiares nos obligó a Randy y a mí a sostener conversaciones muy sinceras acerca de las prioridades de nuestra vida. Yo quería que él pudiera enfocarse en nosotros cuando estábamos juntos sin que su mente estuviese gravitando en torno a los problemas de trabajo. También deseaba que estuviera más tiempo con nosotros y que viajara menos. A medida que los niños crecían y comenzaban a practicar deportes, yo quería que Randy los entrenara, dándoles así la experiencia positiva que tuvo en su niñez cuando jugó en las ligas infantiles de fútbol americano.

Randy también quería todas esas cosas, pero honestamente le resultaba difícil renunciar a las oportunidades de interés intelectual que surgían en su trabajo. Yo comprendí su dilema, pues tuve que tomar la decisión de abandonar mi carrera al año de nacer Dylan. Y había trabajado y ganado mi propio salario desde séptimo grado, trabajando en una finca cercana o limpiando patios —faenas de salario mínimo— después de cumplir los dieciséis. Saber que dependía totalmente de Randy para nuestro bienestar financiero fue un acto de fe por mi parte. En ese tiempo no me di cuenta a cuánto renunciaba en términos de retos intelectuales, pero pude hallar maneras de mantener el estímulo cerebral. Gracias a su trabajo, Randy disfrutaba de la creatividad y la enseñanza. Y comprendí que en cuanto dejara de ser director de un centro académico o instructor de un curso universitario popular, le resultaría imposible volver atrás. Por tanto, no tomamos decisiones precipitadas de las que pudiéramos arrepentirnos después y seguimos dialogando para encontrar el equilibrio funcional para nuestra familia.

A la luz de aquel momento en nuestras vidas —finales de los treinta/principios de los cuarenta, y en la crianza de tres niños pequeños— una enfermedad potencialmente mortal era ajena a cualquier consideración. Y aprendí rápidamente que no hay afirmación más temible que "Tienes cáncer" a menos que se diga "Tu ser querido tiene cáncer". Yo sólo había conocido previamente a una única persona aquejada por el cáncer: un conocido de la iglesia. Nadie, en ninguna de nuestras familias había padecido un cáncer que necesitara quimioterapia o radiaciones. Por tanto, carecía de un marco de referencia que me guiara en ese momento o en el curso de nuestra odisea con el cáncer. Porque ahí estábamos precisamente: ante un nuevo camino en la vida que constituiría un reto individual y pondría a prueba la fuerza de nuestro amor y nuestro compromiso mutuo.

Mientras miraba a Randy, escuchando su predicción, procesando las palabras del médico, no me daba cuenta de que estaba contemplando la ruptura de mi sueño en tiempo real. Quería aferrarme a la belleza y la seguridad de nuestra vida normal, pero esa vida era ya como un vitral roto hecho pedazos a mis pies. En mi ignorancia, pensé que si podíamos salir airosos de aquel episodio de cáncer, si Randy podía vencer las dificultades, nuestras vidas recuperarían la normalidad. No comprendí que, incluso si Randy triunfaba sobre el cáncer, nuestra vida jamás volvería a ser lo que era, porque la enfermedad estaría acechando siempre en la sombra, oculta en cualquier esquina. Por el contrario, teníamos ante nosotros una nueva normalidad cuyo nombre era miedo.

Cada noche yacía en la cama de la tercera planta escuchando los ruiditos del bebé, y pensando en lo que estaba ocurriendo. Cuando me aseguraba de que el niño dormiría un rato después de haberlo amamantado, bajaba a la segunda planta y encontraba a Randy, también despierto. Nos abrazábamos, y yo rompía en llanto. Randy me aseguraba que podría criar a los niños por mi cuenta, y que sería capaz de controlar las finanzas. Randy no lloraba por él sino más bien por nosotros, por la familia que había creado y que sabía que no ayudaría a criar. Lloraba por mí y por la ardua tarea que me esperaba. ¡Qué escenas tan tristes iluminaba el sol al salir cada mañana en aquellos días!

Ignoro cómo pude funcionar en aquellos días, cuando apenas dormía, amamantando a un bebé cada tres horas, tratando de hacer que la vida les pareciera normal a los chicos, planificando con el constructor para que terminara nuestras renovaciones lo antes posible, reuniéndome con los médicos para analizar el tratamiento de Randy y darle la mejor posibilidad de supervivencia. Creo que la mejor lección que tuve que aprender —y volver a aprender— en este proceso fue tener confianza en mí misma para enfrentar los retos que tenía por delante. Hay que excavar muy hondo, pero ahí está, en espera de brotar: un pozo inexplorado de energía positiva. He visto cómo personas a quienes conozco enfrentan todo tipo de obstáculos que nunca me imaginaría que pudiera vencer. Por tanto, cuando me encontré en circunstancias similares, me di cuenta de que había hecho lo necesario. ¿Cuáles eran mis opciones, realmente? ¿Volverle la espalda a Randy, el hombre que me había amado, que me había cuidado y me había ayudado a crear una vida de felicidad y plenitud?

Escuché recientemente un sermón en mi iglesia donde nuestros ministros hablaban acerca de los votos matrimoniales; de cómo teníamos que encontrar el significado que subyace en el voto y tratar de cumplirlo cada día. El ministro John Manwell dijo: «El voto se formula en cuestión de minutos, pero hace falta una vida para vivirlo». Randy solía decir algo un poco más en tono de broma: «Cásese de prisa; arrepiéntase cuando le convenga». Jamás me arrepentí de casarme con Randy incluso ante la posibilidad de su muerte. Y creo que él sentía lo mismo con respecto a mí, aunque ocasionalmente le fallé en su calvario. A pesar de eso, nos amamos uno al otro y yo traté de cumplir mis votos a cabalidad.

3

Hacerle frente al problema

L OS MIEMBROS DE NUESTRA FAMILIA reaccionaron con una conmoción e incredulidad similar a la mía ante la noticia del cáncer de Randy. Para ayudarlos a procesar las implicaciones del diagnóstico, Randy les envió un mensaje por correo electrónico reiterando la información pertinente. Como siempre, se mostró calmado y metódico a la hora de describir el impacto inmediato y la amenaza continua del cáncer en nuestras vidas, sin recurrir al alarmismo para exagerar el drama o recabar el apoyo de la familia. Por el contrario, mantuvo una perspectiva positiva y optó por concentrarse en las posibilidades, por mínimas que fueran. Esto es lo que escribió el 12 de septiembre de 2006:

> Jai y yo estamos abrumados por los rápidos y sentidos ofrecimientos de ayuda, ¡para los que tenemos proyectado un "sí" rotundo! (lean el próximo mensaje).
>
> Primeramente, en este mensaje, quisiera darles a todos un poco de información acerca de la enfermedad, y dejar a un lado unos cuantos temores potenciales.

Detesto comunicarme por correo electrónico, pero el mismo tiene la excelente función de que todos van a oírme decir exactamente lo mismo.

1) Aunque el diagnóstico es temible, ¡NO tengo en mis planes morirme por ahora! Todos deben saber que Jai y yo tenemos el compromiso de vencer las dificultades, fortalecidos por nuestro amor mutuo y el cariñoso apoyo de nuestras familias.

2) Quiero poner en claro que si muero, Jai y los niños NO SERÁN una carga financiera para ninguno de ustedes. Tenemos ahorros, la casa está pagada, yo tengo un seguro de vida de Carnegie Mellon y varias compañías externas que protegerán a Jai en el aspecto financiero en caso de muerte. Ella necesitará su apoyo emocional, no su apoyo financiero. Ayer tuve una reunión con el presidente de Carnegie Mellon, y se me hizo saber que me mantendrán a salario completo durante todo este proceso, y me ayudarán en todo lo que puedan.

3) Pensé que podía darles información específica sobre la enfermedad que padezco: el diagnóstico es adenocarcinoma, cáncer de páncreas. Usualmente este tipo de cáncer se descubre tan tardíamente que se envía al paciente a casa para morir al cabo de tres a seis meses.

Por suerte formo parte del veinte por ciento de los pacientes a quienes los cirujanos pueden extirparles el tumor. Tengo una operación programada para el martes 19 de septiembre en el UPMC Shadyside Hospital. Es una operación delicada en la que extirparán el tumor, la vesícula biliar, parte del páncreas, parte del intestino delgado, y posiblemente parte del estómago.

Estaré hospitalizado de dos a tres semanas, y luego descansaré en casa otras cuatro. En ese punto, estaré nuevamente al cien por ciento físicamente.

Hemos hecho una investigación exhaustiva, y Jai y yo estamos contentos con el cirujano (que ha hecho más de 250 operaciones de este tipo), y con el hospital, considerado un centro de "alto volumen" en este procedimiento. Por cierto, la operación se conoce como procedimiento "Whipple", por el nombre de su inventor.

Si la operación extirpa hasta la última célula cancerígena, gano la batalla. Si no se logra, el cáncer regresará. Estadísticamente, el pronóstico a largo plazo no es color de rosa: solo del diez al veinte por ciento de quienes se someten a la operación sobreviven hasta cinco años. No es necesario decir que ¡me propongo ser uno de los afortunados que siga vivo! La edad promedio para padecer esta enfermedad es 66 años, por lo que hay alguna razón para creer que mis posibilidades serán mejores que las del paciente común (tengo 45 y estoy en buena forma física), por lo que podrán someterme a una quimioterapia y/o radiación más agresiva después de la operación.

Jai y yo estamos totalmente enfocados en el plazo más corto, y cuidando a los niños.

Me encanta este mensaje de Randy: me hace reír cada vez que lo leo porque ejemplifica su espíritu y perspectiva positiva en una situación adversa. En su mensaje, lo primero que hizo fue aceptar y reconocer los hechos, sin evadir esa palabra funesta que empieza con C ni la cruda realidad de la enfermedad. No tiene un ápice de autoconmiseración ni un asomo de depresión.

Tampoco da la impresión de estar furioso ni embargado por el pesimismo; nunca fue así... ni una sola vez. Pero lo más importante es que Randy no habla como un hombre que se rinde, sino más bien como un general que organiza su plan de batalla y alerta a las tropas. Su mensaje para todos sus familiares y sus suegros fue para infundir confianza, no una versión adulterada y embellecida de la verdad. Tampoco distorsiona los hechos para crear una versión de cuento de hadas de lo que estaba enfrentando. Recuerdo vivamente oírle decir que quería enviarles este mensaje a todos sus familiares al mismo tiempo, para que no fuera una versión del juego telefónico en el que un familiar llama a otro y le da información inexacta. Lo que cada cual hizo con esa información posteriormente estuvo fuera de su control, pero al menos les dio datos claros y verdaderos.

También fue claro en la delicada cuestión de las finanzas. No hablamos de dinero con nuestras familias, pero esa situación garantizaba sacar el tema a colación. Randy era una persona frugal por naturaleza. Incluso en sus años de estudios universitarios en que vivía de un magro estipendio se las había arreglado para ahorrar. Cuando nos conocimos, ya había creado una buena cuenta de ahorros. Al combinar nuestras vidas e ingresos, nos aseguramos de aportar a nuestros ahorros y cuentas de jubilación, viviendo siempre dentro de nuestras posibilidades. Ahora nuestra prudencia daba sus frutos con creces. Saber que el bienestar financiero de su familia estaba garantizado si ocurría lo peor aliviaba a Randy de una pesada carga, permitiéndole concentrarse en su salud y tratamiento. Pienso que también era motivo de orgullo, ya que era resultado de sus esfuerzos y planificación. Y yo también podía respirar aliviada, porque el salario que cobré antes de dejar de trabajar nunca hubiera alcanzado para pagar las cuentas, la guardería y el cuidado de los niños fuera del horario escolar. Aunque tuvimos la humildad de pedirles a nuestras familias que nos ayudaran en la recuperación y tratamientos quirúrgicos de Randy, al menos no tuvimos que llegar ante su puerta, sombrero en mano, para pedirles dinero.

El ser humano reacciona de diversas maneras ante una mala noticia, especialmente en caso de una enfermedad potencialmente mortal. Algunas personas se dejan llevar por sus emociones durante un tiempo. Sé que reaccioné de forma muy sentimental al enterarme que Randy padecía una forma agresiva de cáncer con un ochenta por ciento de posibilidades de causarle la muerte el primer año. A puertas cerradas, alejados de familiares y amigos, Randy y yo nos consolábamos mutuamente y canalizábamos nuestros sentimientos y temores. No los mantuvimos contenidos, más bien encontramos formas seguras de expresarlos. Descubrí que hablar con amigos íntimos acerca de lo que sentía o de algún giro desagradable en nuestra odisea me ayudaba enormemente. Por fortuna, jamás quedamos tan paralizados por nuestras emociones hasta el punto de no poder funcionar ni hacerle frente a la situación.

Es importante destacar que algunos tipos de cáncer no permiten el lujo de sentarse sin hacer nada durante días, semanas o meses. En breve nos dimos cuenta de que ahora el cáncer regía nuestro ritmo de vida: cada minuto de cada hora contaba como nunca antes. Independientemente de lo mínimas que fueran las posibilidades, nos aferrábamos a cualquier tabla de salvación antes de que se cerrara la puerta de la oportunidad. Actuando con rapidez, haciendo lo que debíamos hacer, e informándonos acerca de los tratamientos más efectivos, ayudábamos a conformar nuestro camino. Si nos quedábamos paralizados de temor u optábamos por no actuar, habríamos perdido impulso en la lucha contra el cáncer, perdiendo un tiempo precioso para la vida de Randy.

En este punto, el cáncer no ejercía su terrible influencia sobre el cuerpo de Randy. Tenía ictericia, y la acumulación de bilirrubina en la sangre le provocaba picazón. Como yo me había comido las uñas, mi madre era quien le rascaba la espalda hasta dejarle marcas rojas en ella. Y durante todo el proceso Randy suspiraba al lograr algún alivio a la comezón. Pienso que saber lo que le causaba la somnolencia y otros síntomas le hacía sentir un poco mejor. Randy era una persona activa. El simple hecho de que pudiera hacer algo en ese momento —como investigar la enfermedad y los tratamientos— le servía de estímulo. Aunque su nivel de energía distaba mucho de lo normal, aún funcionaba normalmente la mayoría del tiempo, aunque no comía mucho y dejó de hacer ejercicio. Pero se reunía con personas todo el día y trabajaba con su ordenador en varios proyectos. Además, se aseguró de que sus alumnos de doctorado estuvieran en buena situación académica y que su seguro de vida estuviera correctamente redactado en los términos de beneficiarios en caso de que él falleciera durante la operación o debido a posteriores complicaciones.

Parte del proceso de aumentar las posibilidades de supervivencia de Randy consistía en encontrar un cirujano experto que realizara la delicada operación. El cirujano debía estar afiliado a un hospital con un centro de recuperación especializado en ayudar a que el paciente se recuperara, y a enfrentar las diversas complicaciones que surgen generalmente después de una operación. Resultaba importante considerar todos esos factores porque el índice de mortalidad a consecuencia sólo de dicha operación oscilaba entre el veinte y el cinco por ciento. Y reducir al máximo posible los riesgos que correría Randy ocupaba un sitio primordial en nuestras mentes. Tuvimos la suerte de contar con el Dr. Herbert Zeh, un cirujano excelente, y el hospital Shadyside estaba lo suficientemente bien equipado como para contribuir a que Randy se recuperara en Pittsburgh. Ya decidido el próximo paso a dar en la batalla contra el cáncer, derivamos nuestra atención a afrontar la posibilidad real del agotamiento físico y emocional.

En su segundo mensaje, también enviado el 12 de septiembre de 2006, Randy ampliaba sus explicaciones acerca de los peligros de sobrecargarme a mí con la responsabilidad de cuidar del bienestar de la familia:

> Nuestra mayor preocupación es garantizar que Jai cuente con ayuda. Durante dos meses, a partir del 19 de septiembre, no sólo estará desempeñando la labor de madre sin esposo con un niño de 4 años (Dylan), otro de 23 meses (Logan), y de amamantar a nuestra niña de cuatro meses (Chloe); sino que seguirá haciéndolo ya sea mientras vaya a verme al hospital, o mientras me recupero en casa.
>
> Jai es una de las mujeres más fuertes que he conocido, pero es un ser humano, y la tarea que tiene ante sí es colosal, por lo que debemos evitar que Jai "se nos funda" a toda costa.
>
> Nuestro plan básico es , de lunes a viernes, recurrir a la ayuda de quienes viven cerca de nosotros (nos parece que tenemos un buen plan armado), y aceptar todos sus ofrecimientos de ayuda para visitarnos los fines de semana. Sería más útil si vinieran a casa, en la tarde o la noche del viernes, y se quedaran hasta el lunes. Tenemos habitaciones suficientes para acomodarlos.
>
> Jai hablará con ustedes en las próximas 48 horas para elaborar un calendario y garantizar que tengamos cobertura completa. Además, mi familia también hará todo lo que pueda.
>
> Dios los bendiga a todos por su voluntad de ayudar en lo que es realmente nuestra hora de necesidad.

Además de informarnos debidamente acerca del cáncer de páncreas y las opciones de tratamiento, creo que una de las cosas más inteligentes que hicimos fue reconocer el impacto que la enfermedad tendría en nuestra familia. Con mucha frecuencia nos enfocamos solamente en el paciente, pero el cáncer afecta a más de una persona. Como dijera Randy con tanta gallardía en un momento, yo era fuerte, pero también era un ser humano. Sabía que el estrés, combinado con las exigencias de la situación, creaba una gran probabilidad de desgaste en mí. Por tanto, planificamos un sistema de apoyo para que yo pudiera cuidar lo mejor posible de mi esposo e hijos, con la esperanza de mantener también nuestro matrimonio intacto. Lamentablemente, muchos oncólogos y centros de tratamiento del cáncer no ofrecen apoyo a quien cuida del paciente. Y quienes cuidan de alguien pueden abrumarse rápidamente si no cuentan con la ayuda necesaria. Nunca antes estuve en esa posición ni por un familiar ni por un amigo. Tomando en consideración mi falta de experiencia, nos aseguramos de anticiparnos al problema y pedirles a amigos y familiares que nos ayudaran a cuidar del paciente, de los niños, de las comidas y de responsabilidades domésticas como el lavado de la ropa.

Con la familia informada y un plan creado, nos enfocamos en lo que debíamos decirles a los niños y en cómo íbamos a hacerlo. Obviamente, a sus cuatro meses, Chloe era demasiado pequeña para comprender lo que estaba ocurriendo. Como tratar de explicarle lo que es el cáncer a un niño de dos años no debía ser una conversación exhaustiva, lo hicimos de forma breve y dulce; Logan comprendió de forma sencilla que Randy tenía una "yaya" y debía ver al médico. Eso fue todo lo que pudo procesar, y todo lo que necesitaba. Pero con Dylan la cosa fue diferente. Aunque solo tenía cuatro años y medio, no sólo era perspicaz, sino que también podía comprender temas complejos. Un niño que devoraba información sobre los dinosaurios, cómo vivían, cuán grandes eran y de qué se alimentaban, hasta cómo murieron y qué tipo de animales surgieron después de ellos. Un niño que se sentaba a ver y escuchar tranquilamente los videos informativos en el museo de historia natural, mientras los científicos analizaban la conexión entre aves y dinosaurios, o las teorías acerca de su desaparición a finales del período cretácico. Dada su inteligencia precoz, no bastaría decirle que Papi tenía una "yaya". Cuando estuvimos listos para hacerlo, llevamos a Dylan a una habitación tranquila donde no fuéramos interrumpidos por sus hermanos, y le dijimos que su padre padecía una enfermedad llamada cáncer. Le explicamos que el cáncer no se contraía como un catarro cualquiera. Randy le explicó que el cáncer era como una mala hierba que crece en el jardín. La mala hierba crece y se multiplica en el jardín ahogando a las demás plantas y evitando que se alimenten de los nutrientes de la tierra, y aunque se eliminen, vuelven a crecer después de un tiempo. Y, al igual que las malas hierbas, el cáncer estaba creciendo en el cuerpo de Papi, y el médico tenía que sacarlo para que no siguiera sintiéndose enfermo. Dylan preguntó rápidamente si Randy iba a morir, y Randy le aseguró que no. Después de muchos abrazos para reconfortarlo, seguidos de algunas preguntas más, Dylan saltó de la cama y se fue a jugar con su hermano. Randy y yo nos quedamos en la habitación, agotados emocionalmente por la experiencia, y apoyándonos mutuamente hasta que pudimos ponernos de pie nuevamente y enfrentar la próxima serie de retos.

La disposición de Randy para tratar el tema de su enfermedad y tratamientos de forma realista pero esperanzada durante su batalla con el cáncer fue un enorme estímulo para mí y nuestra familia. Ingeniero al fin, Randy tendía a enfocarse en números y porcentajes, pero también podía participar a nivel emocional y analizar sus sentimientos la mayoría de las veces. No todas las personas afectadas por el cáncer son tan abiertas como lo fue Randy. Algunos se resisten a conocer ningún detalle del progreso de la enfermedad, o a sopesar las opciones de varios tratamientos. El rechazo de un paciente puede colocar al familiar y/o quien cuida de él en una posición terrible, pues sabe lo que ocurre pero no puede hablar de la situación, ni de los sentimientos y temores que suscita una enfermedad terminal, ni de cómo enfrentar una muerte inminente. En un caso, un amigo de mi esposo decidió mantenerse al margen del progreso del cáncer. Los médicos respetaron sus deseos de ignorar la enfermedad, y, como resultado, se reunían clandestinamente con su esposa, advirtiéndole del tiempo que le quedaba de vida a su esposo, algo que la hacía sufrir sola y en silencio. Imagínense su dilema: escuchar las noticias terribles que le daba el médico en el pasillo frente al salón de exámenes, y tener que volver al lado de su amado y hacerse la desentendida. Me siento muy afortunada de que Randy quisiera saber y participar en la toma de decisiones concernientes a su tratamiento médico, su atención en los últimos momentos, e incluso su funeral. Como era tan abierto conmigo, pude comprender la razón de sus opciones, y expresarle mi conformidad o turbación. No nos escondimos nada. Tal vez no siempre nos gustaba escuchar lo que decía el otro, pero siempre supimos que éramos un equipo. Nos apoyamos y confortamos mutuamente en un tiempo de tanta incertidumbre y dolor.

Las mayores fortalezas de Randy eran sus capacidades analíticas y su capacidad de enfocarse en la solución de un problema. Sin embargo, en ocasiones tantas bondades pueden ser negativas. Para Randy, la noticia del cáncer lo sumió en una modalidad ingenieril: evaluar la situación, conocer las opciones, analizar los datos y tomar decisiones informadas con la más alta probabilidad de resolver el problema. Intelectualmente, Randy sabía que tenía muchas posibilidades de morir y no evadió las estadísticas desagradables. Su preocupación por mi bienestar y el de nuestra familia ocupaba un sitio primordial en su mente. Si no podía vencer al cáncer, ubicaría a su familia en la mejor posición posible ante un futuro sin él. Una vez identificado el objetivo, se dio a la tarea de analizar la situación, dándole plena fuerza a su cerebro y dejando a un lado sus sentimientos. El lado positivo de esta estrategia fue que no se derrumbó ni se puso histérico. Pero el lado negativo consistió en que su pragmatismo podría dar la impresión de frialdad e indiferencia. En ocasiones decía cosas que me herían profundamente, como cuando cuestionaba mi capacidad de tomar decisiones porque tenía una especialización de Humanidades y no era una científica. En la medida que su salud se fue quebrantando cada vez más, Randy dependió enormemente de su intelecto y del ejército de conocedores que nos ayudaron. Confiaba en su mente, en su formación académica, y sentía que la forma en que enfrentaba un problema era la mejor manera de resolverlo. Eso provocaba a veces fricciones entre nosotros.

Randy mostraba cierta prepotencia cuando me hice cargo de la chequera y del pago de las cuentas. Las finanzas familiares habían sido siempre su responsabilidad. Como la fecha de su operación se aproximaba, sintió la necesidad de que yo aprendiera todos los detalles referentes a cuentas de cheques, de ahorros, de jubilación, impuestos, contraseñas de acceso en Internet y fórmulas de presupuesto hogareño. Tenía toda la información de nuestras cuentas de cheques en una hoja de cálculo de Excel que había creado, desechando el registro en papeles del banco. El conocía Excel a la perfección; yo no. Aquel documento era extremadamente complejo, muy por encima de mi capacidad, pero Randy insistía en que tenía que aprender su forma de hacer el balance de la chequera. Su actitud autoritaria no se correspondía con su carácter, pero creo que el temor que sentía hizo aflorar al capataz que llevaba dentro. ¿Era realmente necesario que aprendiera a usar aquel documento de Excel? No. Yo tendría que crear mi propio sistema de controlar las finanzas. Pero el hecho de que yo aprendiera su sistema le dio a Randy una gran paz mental, aliviando alguna de la tensión que sentía. El estrés y la incertidumbre pueden provocar conductas y actitudes extremas en una persona, y dificultarles las cosas a sus seres queridos. En ese tiempo, Randy y yo no teníamos la destreza de reconocer cuándo el miedo guiaba nuestras acciones, y cómo lidiar con el estrés.

La posibilidad de morir durante la operación o en la etapa de recuperación alimentó las ansiedades de Randy por poner sus asuntos en orden. Aunque tenía más posibilidades de sobrevivir que de morir, y a pesar de que habíamos encontrado un cirujano excelente y experto y un magnífico centro de recuperación. Randy quería hacer lo más posible por su familia para aliviar nuestra carga, en caso de que ocurriera lo peor. Uno de sus refranes favoritos era: "Planificar para lo peor, y esperar lo mejor". Una cuestión que le preocupaba enormemente era que yo tuviera que criar sola a los niños: el cuidado de tres niños pequeños en una ciudad sin un familiar cercano. Creo que se sintió culpable de mi difícil situación, incluso cuando no era su culpa. Más aun, creía que los niños necesitaban de ambos padres para su crianza, que estarían mejor cuidados al disponer de dos pares de manos... y más paciencia.

A principios de septiembre de 2006, Randy me habló de una posible solución para quitarme alguna presión de encima y mejorar la calidad de vida de los niños. Recuerdo cómo entró a la habitación, cabizbajo, evitando mirarme... algo muy raro en él. Inició la conversación diciendo que sabía que me iba a negar, pero que quería que lo escuchara de todas formas. Luego me pidió que considerara dar en adopción a nuestra hija de cuatro meses, como forma de aliviarme la carga y de darles a los niños una posibilidad mejor de tener una niñez más llevadera con más atención y amor. Sus palabras me impactaron como un puñetazo en pleno vientre. Me repugnaba el solo pensar en perder a Chloe y me negué con vehemencia. Randy aceptó inmediatamente, sin poner en duda mi opción, y jamás volvió a tratar el tema.

Si alguien me hubiese dicho antes de ese momento que Randy me sugeriría algún día que me deshiciera de uno de sus hijos, ¡le habría respondido que estaba fuera de sus cabales!, que Randy nunca habría sido capaz de tal cosa. Pero Randy estaba enfocado en la solución de un problema, ignorando sus emociones para que no matizaran su visión. Pienso que Randy podía ver cómo su muerte iba a dejar en desventaja a sus hijos, y creo que trataba de encontrar una manera para que tuvieran mejor suerte. Tal vez podía avizorar las dificultades inevitables que yo confrontaría en mi papel de madre sin esposo. Incluso antes del cáncer tanto a él como a mí nos resultaba arduo cuidar de tres niños pequeños. Su "solución" no tenía nada que ver con sus sentimientos hacia su hija, pues sé positivamente que Randy amaba a Chloe, y que en circunstancias normales nunca habría contemplado dar en adopción a ninguno de nuestros hijos. Incluso quiso tener un tercer hijo cuando nació Logan, y estaba feliz de tener una bebita saludable. Amaba a su hija e hijos por igual, y le encantaba ser su padre. Pero el cáncer introdujo un nivel de estrés tan severo que a Randy y a mí nos resultaba penoso enfrentar. Por su parte, su ansia singular de ponernos a buen recaudo lo obligaba a adoptar una conducta y un modo de pensar extremo. Sabía que no quería perder a Chloe tanto como no deseaba morir. El cáncer y su poder de causarle la muerte fueron los catalizadores de aquella solicitud tan extrema.

Aprender a lidiar con los sentimientos abrumadores y el estrés que se experimentan ante un caso de cáncer requiere conciencia y destreza para afrontarlos, ninguno de los cuales poseímos hasta mucho más adelante en nuestra odisea. La relación entre esposo y esposa, y entre padres e hijos se torna tensa, hasta llegar en ocasiones al límite. Como responsable de cuidar a mi esposo, sentía que se me pedía hacer concesiones y sacrificios por él y por mis hijos. Debía mantener un delicado equilibrio para no perderme en aquel torbellino de temor y oleadas de emociones intensas.

Al inicio de aquel trayecto, al papel usual de madre y esposa se incorporó otro más: el de barrera emocional y caja de resonancia de un hombre enfermo y potencialmente moribundo. Aunque no tenía idea de los obstáculos que surgirían ante mí, sabía que tendría que hacerle frente a cualquier reto para ayudar a mi esposo y cuidar de mis hijos. Era lo menos que podía hacer por Randy, quien me había proporcionado tanta felicidad, y ayudado a convertirme en una persona mejor. Lo admiraba y respetaba, y no eludiría las exigencias que debía enfrentar para ayudarlo, costase lo que costase. Poco sabía entonces cuán alto era el precio que debía pagar, ni tampoco la grandeza de la recompensa que iba a recibir.

4

Idas y vueltas entre
mi esposo y mis hijos

STOY SEGURA DE QUE LOS VECINOS nos tomaban como una pareja romántica cuando caminábamos por la acera de nuestra barriada de Pittsburgh tomados de la mano en el otoño de 2006, apoyándonos uno contra el otro, hablando suavemente. Pero en vez de decirnos dulces naderías, en realidad trazábamos una estrategia para elevar al máximo las posibilidades de que Randy venciera el cáncer de páncreas y viviera para ver crecer a sus hijos. Durante las dos semanas siguientes al descubrimiento del tumor, el clima de septiembre fue ligero y agradable. Pittsburgh es un sitio muy hermoso en el otoño, cuando el sol veraniego se mitiga y comienzan a hacer noches menos cálidas. El cambio de color de las hojas crea un espectáculo magnífico, no sólo en las montañas, sino también en los barrios de la ciudad. Durante aquellas solitarias caminatas, no nos fijábamos en los árboles ni disfrutábamos el cambio de estación, porque analizábamos varios regímenes de combate contra el cáncer, la ubicación de los proveedores, y las implicaciones para nuestra familia de escoger un tratamiento en algún centro lejos de casa. Desearía haber conocido la existencia del Pancreas Cancer Action Network, institución que por medio de su Servicio de Pacientes y Enlace les brinda apoyo a los pacientes recién diagnosticados, conectándolos con un miembro cualificado del personal, quien posee información sobre oncólogos y cirujanos en la zona de residencia del paciente, opciones actualizadas de tratamiento para el cáncer de páncreas, e incluso de pruebas clínicas que se realizan en todo el país. Nos habríamos ahorrado mucho tiempo y energía si hubiéramos tenido acceso a ese caudal de información. En cambio, Randy y Jessica Hodgins, colega de Carnegie Mellon y amiga, navegaron exhaustivamente por Internet para buscar información sobre las opciones existentes, comparando índices de supervivencia, cantidad de participantes en los estudios y blogs en los que los pacientes y quienes cuidaban de ellos narraban sus experiencias con médicos y medicamentos. Entre los dos rastrearon todas las posibilidades.

Randy comenzó su plan de tratamiento con el procedimiento Whipple, que constituía su puerta al éxito. El simple hecho de pertenecer a la categoría de candidatos para la operación, incrementaba las posibilidades de supervivencia de Randy. En su mente, aquella probabilidad mínima podría ser convertida en un gol para el equipo. En la mañana del 19 de septiembre de 2006, amamanté tranquilamente a mi bebita alrededor de las cuatro de la mañana. Después de colocarla en su cuna, me vestí y salí con Randy para el hospital, ubicado a sólo unas cuadras de la casa. Mi madre, y posteriormente Amy, se quedaron con los niños. Llegamos cerca de las cinco de la mañana. Recuerdo el brillo de las luces del hospital en contraste con la oscuridad de las primeras horas del amanecer. Nos llevaron a la planta alta, donde prepararon a Randy para la operación y me entregaron su ropa y otras pertenencias en una bolsa plástica blanca. Me quedé junto a su cama rodeada por una cortina de privacidad, tomándole la mano y susurrándole palabras de amor y estímulo. Nos besamos brevemente antes de que el anestesiólogo llegara para llevárselo en la cama, con una rápida promesa de que cuidaría bien a Randy. Sólo me permití unos minutos para llorar a solas antes de bajar a la sala de espera. Nuestra familia y amigos llegarían en breve, y necesitaba estar allí para mantenerlos informados.

La operación duró ocho horas, buena señal de que el cáncer no se había propagado. El cirujano me dijo antes de comenzar el procedimiento que si al abrir a Randy veían que el cáncer se había propagado más allá del páncreas, tendrían que cerrarlo y enviarlo a casa para que pusiera sus asuntos en orden. Felizmente, ese no fue el caso. Después de extirpar el tumor, parte del páncreas, parte del estómago, parte del intestino delgado, una sección del mismo conocida como el duodeno, la vesícula biliar, parte de la sección media del intestino delgado llamada yeyuno, el conducto biliar y los ganglios linfáticos cercanos al páncreas, el cirujano suturó a Randy y lo envió a la unidad de cuidados intensivos para iniciar su difícil recuperación.

En cuanto Randy regresó a casa tras dos semanas de recuperación en el hospital, pasamos a la segunda línea de ataque. Al igual que otros tipos de cáncer, el de páncreas implica usualmente tratamiento con quimioterapia y/o radiación. Nuestro centro local de tratamiento del cáncer ofrecía la atención convencional, o sea, que le aplicarían a Randy una medicina de quimioterapia llamada gemcitabina. Lamentablemente, tal tratamiento equivalía ¡a una escasa probabilidad de sobrevivir doce meses! Randy sabía de la existencia de tratamientos que administraban en centros más lejos de casa, pero prefería quedarse en Pittsburgh para la conveniencia de nuestra familia. Pero uno de sus mejores amigos lo llamó aparte y le aconsejó que reconsiderara su forma de pensar, explicándole que se estaba perjudicando al no ir donde estaba el mejor tratamiento. Cuando se intenta vencer a un oponente tan difícil como un cáncer que no da segundas oportunidades, la mejor estrategia es ir a una instalación con un tratamiento que ofrezca las mayores posibilidades de supervivencia. No se puede dar el lujo de escoger la ubicación de tal tratamiento. Por el contrario, hay que enfocarse en los resultados de las investigaciones médicas más recientes. El cáncer pancreático es altamente agresivo y resiste la mayoría de los medicamentos de quimioterapia aprobados por la Administración de Medicamentos y Alimentos (FDA, por sus siglas en inglés). Muchas personas viajan al otro lado del país para ser atendidos por un oncólogo prestigioso, o participar en una prueba clínica que tenga más esperanza de supervivencia gracias al uso de terapias novedosas. Para hacerlo, la mayoría debe confrontar importantes problemas de logística como costos, alojamiento y seguro médico. Nuestra familia no era diferente en este aspecto, con la excepción de que teníamos un impedimento adicional: nuestros niños pequeños.

Randy se debatía entre el régimen convencional de tratamiento de la Universidad de Pittsburgh y un programa experimental que ofrecían en Seattle, Washington, y Houston, Texas. La prueba clínica difería del tratamiento acostumbrado porque usaba tres medicamentos promisorios en la exterminación de las células del cáncer de páncreas, conjuntamente con sesiones diarias de radiación para matar esas células cuando trataban de dividirse y duplicarse. Los primeros resultados revelaron un índice de supervivencia del cuarenta por ciento en el primer año, en un grupo de estudio compuesto por cien personas. Cuando Randy comparó el índice de supervivencia del cuarenta por ciento en un año de prueba clínica con el del veinte por ciento en un año que ofrecía el tratamiento convencional, escogió inmediatamente dicha prueba. Sin embargo, había un aspecto negativo: efectos secundarios horrendos como la reducción de los leucocitos, extrema pérdida de peso, diarreas, fatiga, náuseas, e incluso la muerte. Uno de sus oncólogos en Pittsburgh le recomendó que no se sometiera a un régimen tan brutal, pero recuerdo que Randy le respondió que quería que los oncólogos le dieran con todo lo que tuviesen a mano, sin compasión, para que si el cáncer volvía no tuviera remordimientos por no haber intentado todo lo posible. El programa radicado en Houston aceptó a Randy como candidato para su prueba clínica, lo que le permitió estar más cerca de la Costa Este, a sólo un breve viaje en avión desde Pittsburgh. Sin embargo, si por una parte se disponía de índices de supervivencia más altos, por la otra se incrementaba el nivel de complicación para nuestra familia.

En mi ingenuidad, aún no había analizado lo que aquel lugar significaría para nuestra familia, o para mí como madre y esposa. No disponía del conocimiento ni la experiencia para comprender cuánto debilita el cuerpo la quimioterapia y la radiación, lo mal que se siente el paciente, o lo débil que se torna después de estar en un régimen de tratamiento contra el cáncer durante un período de tiempo determinado. Los oncólogos sí sabían lo que le ocurriría al organismo de Randy al cabo de dos meses de tratamiento, y recomendaron firmemente que contara con alguien que cuidara de él a tiempo completo, para ayudarlo a controlar los efectos secundarios de la alta toxicidad del tratamiento. Me sentí muy desconcertada cuando Randy me pidió que fuera yo quien cuidara de él, y recuerdo que dije: «¿Cómo puedo estar en Houston cuidando a Randy y en Pittsburgh a cargo de nuestros hijos?». Hablé con Randy sobre la posibilidad de contar con amigos y familiares para que le acompañaran en días laborales, y luego yo viajaría a estar con él los fines de semana, pero se mostró inflexible, pues quería que fuera yo quien principalmente cuidara de él. En ese momento sentí que se estaba comportando de manera egoísta e injusta conmigo, pero poniéndolo en perspectiva, sólo puedo suponer que Randy confiaba en mí para verlo más débil, y me amaba lo suficiente como para bajar la guardia. Creo que ahí está la naturaleza de un matrimonio sólido: uno de los cónyuges puede ser completamente vulnerable ante el otro, sabiendo que va a actuar con las mejores intenciones. Al saber el castigo al cual se sometería en breve, mi esposo estaba consciente de lo mal que iba a sentirse, que iba a sufrir diarreas terribles, pérdida de peso, falta de paciencia y otras reacciones, y que yo seguiría amándolo a pesar de todo. Creo que me consideraba puerto seguro. Me había visto cuidar a los niños. Sabía que le ayudaría costase lo que costase. Sin embargo, el precio de dejar a los niños podría ser muy alto.

En vez de rechazar inmediatamente su solicitud, me esforcé en buscar una alternativa aceptable. La respuesta más sencilla para mí era mudar a toda la familia a Houston, donde podríamos estar juntos y yo podría cuidar a Randy y a los niños, con ayuda adicional, por supuesto. Pero resultó una imposibilidad total. Como Randy era un experto en administrar el tiempo, sabía que la idea nunca iba a funcionar y trató de disuadirme, pero yo tenía necesidad de investigar la posibilidad y buscar la respuesta por mí misma. No podía aceptar el hecho de dividir nuestra familia tan rápidamente.

En octubre de 2006, visitamos el centro de tratamiento del cáncer en Houston, con Chloe, nuestra hija de cinco meses, para realizar pruebas preliminares. En ese momento, me di cuenta de que ese tipo de centros no están adaptados para familias, e incluso en algunas instalaciones y departamentos de hospital a los que debía ir Randy no se aceptaban niños. Otro problema sería integrar el horario de los niños con las citas médicas. Muchos de nosotros hemos padecido prolongadas esperas en la consulta de un médico. Los centros de tratamiento del cáncer no son diferentes. Y nos dimos cuenta de que las horas de cita de Randy eran poco más que sugerencias, pues a menudo esperábamos hasta bien pasada la hora designada para recibir un tratamiento o ver a un oncólogo. Además, numerosos servicios como la limpieza de los conductos intravenosos que se usan para administrar la quimioterapia se prestaban por orden de llegada. Ante todo eso, me preguntaba cómo podía organizar un horario predecible para cuidar a Randy y a los niños. Un lactante necesita alimentación regular, pero era algo que no podía garantizarle allí a Chloe cuando tuviera apetito o si quería alimentarse antes de su toma programada. Si aceptaba la idea de traer a los niños con nosotros, crearía una situación difícil en la que sufriríamos todos.

Después de nuestro viaje inicial en octubre de 2006, comprendí que Dylan, Logan y Chloe no podrían estar con nosotros en esos dos meses tan difíciles, noviembre y diciembre de ese año. Se me rompía el corazón al pensar en la separación de mis pequeños, especialmente la bebita. Lloré una y otra vez mientras me debatía ante la decisión de acompañar a Randy o abandonarle para atender a nuestros hijos. ¿Cómo alguien puede tomar tal decisión? Una decisión que tendría enormes repercusiones para cada integrante de nuestra familia, y especialmente en mi matrimonio. Al igual que ocurre con cualquier decisión difícil, es mejor tomarse su tiempo, pensar bien las cosas y mantener la racionalidad. Sé que me dejo dominar por las emociones, por lo que, dada mi disposición al respecto, dediqué tiempo a pensar en los diferentes aspectos, a analizar mis sentimientos y preocupaciones, y a compartirlos con amigos íntimos. Les hice preguntas a personas que han pasado la experiencia de cuidar a un paciente con cáncer. Varios de nuestros amigos de la iglesia habían cuidado seres queridos o visto cómo algunos de sus familiares habían sido sometidos a tratamientos, y me ofrecieron sus conocimientos fundamentados en sus experiencias y observaciones, conversando conmigo al término del oficio religioso o llamándome a casa. Amy, nuestra niñera, me contó cómo su tío y su suegro se beneficiaron grandemente con la compañía de sus esposas durante sus luchas contra el cáncer.

Además de hablar con los amigos, traté de analizar la cuestión de qué hacer de forma útil. Me pregunté: «Dentro de cinco años, ¿recordarían mis hijos o se sentirían marcados negativamente por mi ausencia de dos meses? ¿Perjudicaría a Chloe el cambio de leche materna a fórmula?». Mi respuesta a ambas preguntas era un "no" rotundo. Luego, pensé en Randy: «¿Le beneficiaría mi presencia durante el tratamiento? ¿Representaría una diferencia y le ayudaría potencialmente a vencer al cáncer?». Creí que podría representar una gran diferencia si lo ayudaba en ese momento. Pensar exhaustivamente en los aspectos positivos y negativos, y haber tenido tiempo suficiente para formularlos me dio una paz mental completa para ir a hablar con mi esposo y nuestra familia, a quienes les dije que mi plan era irme con Randy a Houston. Más tarde repetiría ese proceso de toma de decisión una y otra vez durante toda su enfermedad, e incluso hoy lo considero útil. Trato de no actuar por impulso, sino más bien dar un paso atrás y analizar mis reacciones emocionales e intelectuales, buscar información adicional, y luego tomar la mejor decisión posible. De esa forma, soy menos propensa a arrepentirme del camino que escoja.

Mi familia y amigos se ofrecieron para cuidar a los niños mientras estuviéramos en Houston. Finalmente, Bob, mi hermano mayor, y su esposa Jane se las ingeniaron para encontrar espacio en su casa de tres dormitorios. Jacob, mi sobrino de trece años, cedió su habitación y durmió sobre un colchón de aire en otro sitio sobre el garaje. Dylan se instaló en la cama de Jacob, y Chloe en una cuna prestada que ocupaba gran parte del espacio. Por su parte, Hanna, de once años, compartió su dormitorio con Logan, quien dormía en otra cuna prestada en medio de la habitación. Aunque sabía que mis pequeños serían amados y bien cuidados, me seguía resultando doloroso el proceso de prepararlos para esa separación. Tal vez cuando sean mayores no recuerden el tiempo en que no estuve con ellos, pero en ese momento todos nos sentíamos tristes y desconsolados. Traté de explicarles a Dylan y a Logan que tenía que cuidar a su papi, quien estaba en un hospital muy lejos, pero que regresaría todos los fines de semana para estar con ellos. Traté de asegurarles que siempre volvería. Chloe tenía casi seis meses cuando la amamanté por última vez, sentada en la cocina de Bob y Jane el domingo 5 de noviembre de 2006. Al terminar, le entregué la bebita a mi cuñada, besé a los chicos, y con la promesa de que regresaría pronto, di la vuelta y salí por la puerta hacia el aeropuerto. No lloré frente a ellos, pero esperé hasta estar lo suficientemente lejos de su vista para darles rienda suelta a las lágrimas que había estado conteniendo. Me dolió el vientre durante todo el trayecto a Houston hasta que estuve de nuevo con Randy y volví a sumergirme una vez más en sus necesidades.

Esa escena se reproduciría siete veces más, y a pesar de que iba ganando en experiencia, cada ocasión me resultaba más ardua que la anterior. Cada vez que trataba de no escuchar sus gritos de «¡Mami, no te vayas!» mientras salía de la casa, no podía evitar romper en llanto. Mi organismo seguía produciendo leche materna, por lo que tenía que extraerla para no sentir los senos inflamados e incómodos, para echarla luego por el fregadero, mezclada con mis lágrimas de añoranza por mi bebita.

Esos ires y venires entre Randy y nuestros hijos fueron tal vez una de las etapas más difíciles y estresantes de toda mi vida. Pasaba la semana en Houston cuidando a Randy, que cada vez se debilitaba más, en la medida que el dolor y la incomodidad se intensificaban. Le administraban los tratamientos en el hospital, desde donde lo liberaban para que se recuperara en el hotel a solas conmigo. Trataba desesperadamente de ayudarlo, pero no sabía cómo. Me sentía triste y angustiada la mayor parte del tiempo. Mi vida se volvió patas arriba. Vivía en la habitación de un hotel y empleaba cada hora en vela luchando contra el cáncer, de lunes a viernes. Lamentablemente, carecía de la preparación para cuidar de un enfermo de cáncer, y para asumir las responsabilidades médicas y de enfermería que se me exigían y esperaban que realizara. Ningún centro de tratamiento del cáncer ni sala de oncología me facilitaría un ejemplar de algún manual titulado "Qué se puede esperar cuando se cuida a un enfermo". Sencillamente, no existe. Se aprende lo más rápido posible, en el momento. No hay tiempo de procesar el acontecimiento, de permitir que se mitiguen las emociones, ni de analizar todo lo que ocurre. No tuve a mi disposición ningún trabajador social o enfermera que me explicase no sólo aquello por lo que estaba pasando Randy y la miseria mental y física que padecería, sino también la conmoción que se apoderaría de mí al ver a mi ser amado sufriendo enormemente. Caminaba a tientas, y haciendo las cosas lo mejor posible. Los centros de tratamiento del cáncer y los oncólogos dependen de quienes cuidan de seres queridos, o sea, de personal carente de preparación médica como yo, para supervisar al paciente después que sale de la consulta. Luego de una sesión de quimioterapia, el paciente no se mantiene en observación sino que se le permite regresar a su domicilio. Hay quienes no confrontan demasiadas dificultades con el tratamiento, pero otras sí, especialmente cuando se trata de un medicamento altamente tóxico administrado durante un período de tiempo prolongado. La quimioterapia provoca que se acumulen sustancias químicas en el organismo, y sus efectos se acrecientan con cada sesión. Parece un poco irónico el hecho de que a una persona se le aplique ese tipo de medicamentos y luego se le mande inmediatamente a casa y que, por ejemplo, cuando me vacunaron contra la influenza este otoño me obligaron a permanecer en la farmacia durante media hora, para garantizar que no tuviese una reacción negativa.

En cuanto el paciente sale de la consulta del oncólogo, quien cuida de él es quien asume la carga de observar y ayudar a aliviar los efectos secundarios de la quimioterapia, radiación o progresión de la enfermedad. Entre las señales de alarma ante las que se me pidió estar atenta estaban:

fiebre

retención de agua

ausencia de micción

disminución o incremento del apetito

disminución o incremento de peso

fatiga

dolor

enrojecimiento o inflamación alrededor del punto de acceso del catéter central de inserción periférica (catéter PICC, por sus siglas en inglés) para administrar quimioterapia o líquidos

diarreas

hiper o hipotensión

Pasar por alto alguno de esos cambios en la salud de Randy podría provocar serios problemas que acortarían o pondrían en peligro su vida. Si comenzaba a retener agua, por ejemplo, podría detectarlo presionando sus corvas. Si mis dedos dejaban marcas rojas, eso equivalía a acumulación de líquido. La retención de agua o edema podría indicar que sus riñones no estaban funcionando debidamente a causa de las medicinas de quimioterapia. ¡Mala señal! Sentía una gran presión de vigilar a mi esposo. Para mí no era un paciente, y no podía enfrentar su sufrimiento como el de una persona ajena. Cuando sentía dolor, yo también. Si estaba incómodo, yo me sumaba su incomodidad. En cierta ocasión escuché decir a un especialista en cuidados paliativos que una de las cosas más difíciles por las que pasa una familia es ver cómo un ser querido vive adolorido e incómodo a causa del cáncer y sus tratamientos. Estoy totalmente de acuerdo.

Cuidar a un enfermo me obligó a crecer de formas inesperadas. Nunca me habría creído capaz de asumir las responsabilidades de enfermera con Randy. Una tarea particularmente difícil era limpiar y desobstruir el catéter PICC de Randy, una responsabilidad que asumí en Houston y que prosiguió hasta que Randy concluyó el régimen de quimioterapia seis meses más tarde. El catéter PICC es un tubo plástico fino que se inserta en una vena, en la del antebrazo en el caso de Randy, y que se va empujando hacia arriba hasta que llega a una vena mayor cercana al corazón. El catéter se conecta a la piel del antebrazo con una alita plástica que se fija con tres suturas feas, negras y frágiles. El catéter le permite a la enfermera inyectar el medicamento de quimioterapia sin tener que pinchar la vena con una aguja una y otra vez.

Las venas cobran una enorme importancia cuando una persona es sometida a tratamiento de quimioterapia por tiempo prolongado. A menudo los pacientes de cáncer se pinchan para hacer análisis de sangre o como conducto de líquidos como los medicamentos de quimioterapia. Al cabo de poco tiempo, esas venas se resienten por el uso continuo y son propensas a colapsar o cicatrizar, lo cual equivale a que dejan de ser útiles para inyectar. Las enfermeras buscan una vena buena observando brazos, manos e incluso pies, para gran incomodidad del paciente. La quimioterapia hace que las venas se encojan, lo cual dificulta que la enfermera las encuentre, y causa dolor al paciente por los pinchazos repetidos. Randy y yo quisimos evitar esta experiencia en particular, por lo que el catéter PICC resultó la mejor opción.

Pero cuesta mucho trabajo mantener el catéter libre de infecciones u obstrucciones. Randy necesitaba que el catéter se mantuviera en excelentes condiciones de funcionamiento para garantizar la continuidad de la quimioterapia, y completar el protocolo que creía le daría la mejor oportunidad de vencer al cáncer. No hay nada como un poco de presión para una motivación adecuada. En noviembre de 2006 comencé mi preparación viendo un video de instrucción del procedimiento de limpieza y desobstrucción del catéter PICC en un brazo humano real. Creo que el video duraba unos quince minutos, tal vez un poco más. Durante aquellos minutos infernalmente largos, no dejé de horadar un agujero existente en el fondo de mi silla. Recuerdo haber sentido náuseas, sudores fríos, e incluso dejé de mirar el video en varias ocasiones. Me horrorizaba el hecho de que debía quitar el vendaje estéril de los antebrazos velludos de Randy, halando la piel y el pelo, y luego frotar con alcohol el área, incluyendo debajo de las alitas plásticas y alrededor de las suturas. ¡Puaj! ¡Mi mente y mi estómago se rebelaban contra la idea de tocar con un hisopo de algodón aquellos puntos!

Randy se sintió incómodo y se frustró con mi reacción. Le preocupaba verse obligado a hacer viajes adicionales al hospital para que una enfermera le limpiara el catéter PICC, lo cual le costaría valiosa energía y tiempo, además de otra visita que se sumaría a las incontables consultas de oncología, radiación, quimioterapia y tomografías regularmente planificadas. Yo, por mi parte, me frustré con su falta de paciencia o empatía por mí y mis sentimientos. ¿No importaba que me forzara a mí misma para encargarme de algo que me causaba tanta incomodidad? ¿No podía tener un momento disponible para ser humana y débil? Nunca pude estudiar enfermería ni medicina. Ni siquiera pude prestar servicios de voluntaria más de un año pues lo que veía y olía en el hospital me provocaba náuseas. ¿Acaso no era una muestra de dedicación y amor hacia él mi disposición a enfocarme en la tarea que tenía delante e ignorar el olor y la apariencia de la sutura insertada y anudada en piel humana? La decepción de Randy y su impaciencia ante mis imperfecciones como proveedora de cuidados me herían profundamente y provocaron mucha tensión en nuestra relación. El resentimiento que sentíamos en ese tiempo comenzó a acumularse.

No hablábamos acerca de nuestros sentimientos, dejando que aquellas emociones negativas se enconaran dentro de nosotros.

Incluso bajo una supervisión atenta y cuidadosa, Randy se tornaba demacrado, irritado y exhausto. Nunca había visto a un ser querido tan enfermo, y me afectó sobremanera ver cómo enfermaba más y más cada día, cada semana. Darse una ducha era un gran acontecimiento para el que Randy debía hacer acopio de toda su energía. La distancia de la habitación del hotel al hospital que esta enfrente se convirtió en una caminata difícil. Al inicio nos demorábamos cinco minutos en llegar a la mayoría de las instalaciones hospitalarias, pero con el pasar de las semanas, nos tomaba de quince a treinta minutos. Randy se negaba a usar una silla de ruedas y caminábamos lentamente, deteniéndonos a menudo para descansar. Randy se ponía las manos en las caderas, se doblaba ligeramente, y adoptaba una expresión de dolor que me provocaba escalofríos. Sólo podía alentarlo y ofrecerle mi apoyo, lo cual sentía que era insuficiente para alguien en aquellas condiciones. Me sentía impotente, frustrada y atemorizada en la medida que su salud empeoraba más y más. Y aunque se sentía hecho un desastre, como si hubiera tenido gripe durante aquellos dos meses, Randy nunca se quejó ni sintió autoconmiseración. Claro, se irritaba, pero trataba de no agredir a quienes les rodeaban. Cuando Jack Sheriff, su mejor amigo desde octavo grado, vino a cuidarlo un par de semanas, notó que Randy parecía desconectarse de los aspectos emocionales y enfocarse en los elementos científicos de la situación. Para distraerse, trabajaba en su ordenador, comunicándose con su equipo de investigación y sus colegas. Veíamos partidos de fútbol de la NFL, y me enseñaba las reglas del juego si tenía energía suficiente. A principios del tratamiento, Jack lo llevó a un bar para aficionados al deporte, y advirtió que Randy parecía aliviado por estar entre gente "normal" que estaba allí viviendo sus vidas. Estaba fuera del mundo del cáncer y podía olvidar cuál era su nueva "normalidad", aunque fuera por un par de horas. Sin embargo, casi siempre se pasaba el tiempo dormido o sentado tranquilamente.

Después de un procedimiento Whipple, es normal que los pacientes pasen un período difícil hasta que sus vías digestivas vuelven a funcionar adecuadamente. Y Randy no fue la excepción. Su organismo se negaba a digerir los alimentos y los devolvía al colon. Randy y yo nos esforzábamos en encontrar alimentos y raciones manejables. Los alimentos azucarados, con grasa o picantes le resultaban intolerables. Posteriormente, cuando participaba en el programa de prueba clínica de quimioterapia y radiación, Randy experimentó una reducción aún mayor de la dieta porque su sistema estaba demasiado estresado. La radiación quema los cilios intestinales, creando un trastorno único conocido como "intestinos resbaladizos" debido a que los alimentos se deslizan por los mismos sin que se extraiga nutrición alguna. Los efectos secundarios de los medicamentos que componen la quimioterapia son a menudo náuseas y diarreas, lo cual reduce aun más la ingestión de calorías del paciente.

Hacer que Randy ingiriera calorías se convirtió en una gran prioridad para nosotros. En el desayuno comía usualmente huevos revueltos, pero tenían que ser recién salidos de la sartén. En ocasiones Randy se levantaba alrededor de las diez o las once para desayunar, o más temprano si tenía cita con el médico. Cuando vivíamos en el hotel de Houston, compré una hornilla eléctrica y algunas cazuelas baratas para cocinarle a Randy. Pero los alimentos no se cocinan con demasiada rapidez en la hornilla. Por eso, cuando Randy decía: «Me apetece un plato de espagueti solo», trataba de cocinarlo de inmediato. Pero, lamentablemente, cuando estaba preparado ya había perdido el apetito, comía un bocado y rechazaba el resto moviendo con pesar la cabeza. Al poco rato decía: «Creo que me gustaría una sopa de tomate». Ahí volvía yo a hacerle la sopa y se la servía en la cama, pero Randy comía una o dos cucharadas y nada más. Otras veces bajaba a la cantina del hotel para comprar el refresco o el jugo que quería, o caminaba hasta la cafetería del centro de tratamiento para buscar algo especial que deseaba comer y que yo no podía prepararle en la habitación. En ocasiones aún tenía apetito cuando yo regresaba, y otras veces no. Esta situación se repetiría en múltiples ocasiones durante el curso de la batalla de Randy, tanto en el hospital como en casa.

La evidencia de mis intentos fallidos para abrirle el apetito a Randy se podía cuantificar a partir de varias cajas de alimentos no perecederos que Randy le apetecían de repente pero dejaban de gustarle en la medida que progresaba el tratamiento. Al cabo de unos cuantos meses en Houston, logré prepararme debidamente para cocinar de inmediato cada vez que Randy sentía apetito. A medida que perdía peso y la amenaza de interrumpir el tratamiento aumentaba, me sentía más y más desesperada, como si fuera una persona fracasada y lo hubiera defraudado. De alguna manera, irracionalmente, me sentía responsable por la pérdida o el aumento del peso de Randy, por buscar algo que lo tentara a comer aunque fuese un bocado. Randy no se quejaba ni me echaba la culpa, pero la tristeza y el dolor en sus ojos eran inconfundibles.

Recurrí a la nutricionista del hospital en busca de ayuda, pues tenía varios años de experiencia trabajando con pacientes de cáncer que habían enfrentado los mismos retos. La especialista tenía un caudal de información y trucos para lograr la ingestión calórica, muchos de los cuales funcionaron. El coordinador del programa y el oncólogo también fueron muy serviciales a la hora de enfrentar los efectos secundarios de la quimioterapia. Además del antidiarreico sin receta que tomaba cada cuatro horas, recomendaron la incorporación de otro con receta. Incluso con dosis cada dos horas, las diarreas de Randy seguían en una escala peligrosa. El siguiente paso fue añadir al arsenal la tintura de opio. Gracias, Blue Cross Blue Shield, por aprobar la receta, pues sumar este tercer medicamento a la lista fue algo mágico. Randy pudo estabilizar su peso, y yo respiré aliviada. Al término del régimen de ocho semanas de tratamiento, Randy había perdido 35 libras y pesaba unas 147. Su cuerpo de seis pies de estatura estaba extremadamente delgado, pero había terminado el protocolo de tratamiento sin interrupción. Por el momento, las probabilidades eran buenas.

Durante el tiempo que estuvimos en Houston, no recuerdo que Randy dijese que echaba de menos a los niños, seguramente porque se armó interiormente para soportar la separación. Además, creía que el sacrificio que estaba haciendo tendría su recompensa con la eliminación del cáncer y la posibilidad de estar con ellos mientras crecieran. También podía mantener el objetivo a largo plazo como prioridad, de manera que el dolor a corto plazo no hiciera mella en él. Pero estoy segura de que los niños siempre estuvieron presentes en sus pensamientos. Amy, nuestra niñera, tomó una hermosa foto de los niños para que la lleváramos con nosotros, y la mirábamos con mucha frecuencia.

Después de una agotadora semana en Houston cuidando a Randy, volaba en un avión para pasar un fin de semana agitado y emotivo en Virginia con los niños. Pero aquel tiempo que pasábamos juntos, en vez de ser una suerte de escena idílica hollywoodense donde cada momento era precioso y perfecto; lo invertía en cambiar de actividad y atender a tres niños pequeños sin ayuda. Había pasado la mitad de mi vida en aquel pueblo pequeño, y muchos veranos en la casa de mis abuelos. Pero en mi adultez me sentí perdida en aquel sitio. No sabía cómo manejar a los sitios que había visitado cuando niña. Además, ignoraba a qué tipo de lugares podía ir con los niños. Y para colmo, no tenía tiempo ni energía para buscar cosas que hacer con mis hijos mientras estábamos juntos. Sólo me limitaba a preocuparme acerca de cómo controlar sus energías y lograr que mis horas con ellos fueran significativas y mágicas.

Nuestra rutina era similar a esto: después de salir del aeropuerto a altas horas de la noche del viernes, recogía a los niños en casa de mi hermano el sábado por la mañana, cerca de las ocho. El primer sábado de mis visitas, los niños estaban aún en pijamas, pero al cabo de dos meses, Bob y Jane ya estaban esperándome en la entrada para coches de la casa con los niños y los bolsos de fin de semana listos, una clara señal de que aquella tarea también estaba haciendo estragos en ellos. Nos deteníamos en el mercado para comprar leche y algo para la cena, y luego seguíamos dos millas de carretera hasta la casa de tres dormitorios de mis padres. Usualmente mi madre estaba fuera todo el día, cuidando a sus padres ancianos en su casa y mi padre estaba trabajando en Richmond, Virginia, de manera que nos quedábamos solos los cuatro en pleno campo, en la paz y la calma, o mejor, el aislamiento, como lo consideraba yo. La casa de mis padres estaba junto a un transitado camino vecinal de dos sendas bordeado de profundos baches que podían tragarse a un automóvil. Como no había otros niños para jugar y ningún sitio adonde caminar, creábamos nuestra propia diversión.

El invierno de Virginia es más moderado en comparación con el de Pittsburgh: cielos azules, y temperaturas en los cincuenta grados, gracias a lo cual Dylan y Logan podían correr en el patio mientras yo cargaba a Chloe. Sin embargo, resultaba difícil encontrar un ritmo como el que teníamos en nuestra casa de Pittsburgh. Me sentía fuera de lugar, sin saber qué hacer o adónde ir. Me avergüenza decir que me sentía abrumada, con escasa energía física y emocional. ¿Cómo podía albergar tales sentimientos cuando los había echado de menos toda la semana y me encantaba ser madre y compartir con mis hijos? Y para acrecentar mis sentimientos de inadaptabilidad, Chloe rechazaba el biberón. Como estaba aún en capacidad de amamantar y la niña olía la leche, lloraba de hambre en mis brazos pero se negaba a tomar la fórmula que le ofrecía, y no podía amamantarla porque si lo hacía, no querría el biberón durante la semana, dificultándole la vida a todos. Finalmente, su llanto lastimero me agotaba, y llamaba a mi cuñada para que viniera a alimentar a Chloe. Una situación que, definitivamente, no formaba parte de mis sueños románticos acerca de cómo debería ser el tiempo que pasaba con los niños. La presión a la que me sometía a mí misma y las expectativas de un tiempo perfecto en familia eran inaguantables, y me deprimían profundamente.

Aunque quedarme en casa de mis padres era lo más fácil, resultaba aburrido. Yo pensaba que los niños se aburrían sin juguetes, sin trabajos manuales, sin triciclos, ni nada de lo que hacíamos en casa. Dylan y Logan no pedían otra cosa que estar conmigo. Era yo la que había creado aquellas expectativas de mantener nuestros estilos de vida normales, antes del cáncer, en un entorno ajeno. Como los niños se despertaban cada día a las seis de la mañana, teníamos muchas horas de luz por delante hasta que se iban a dormir a las ocho de la noche. A menudo explorábamos los alrededores temprano en la mañana, y luego íbamos a otra parte para lograr un cambio de paisaje y aventura. Pero cada vez que íbamos a algún sitio era como mover una tropa, con la niña en un cargador al frente, la bolsa de pañales con meriendas y fórmula en un brazo, y dos manitas colgadas de la mía. El simple hecho de caminar con los niños y una bebita sujeta al cuerpo consumía una gran cantidad de energía.

En una ocasión fuimos al Museo Infantil de Virginia en Portsmouth (a media hora de camino), y a los chicos les encantaron las diversas exposiciones prácticas, mientras que Chloe disfrutó del área para parvulitos. Otro día fuimos a un parque de recreación cerca de la casa de mi abuela. Un sábado lluvioso los llevé a almorzar a un McDonald's y a jugar en la zona para niños del restaurante. Todo parecía indicar una aventura fácil, hasta que Logan se llevó el envase abierto de leche a la boca y se empapó la ropa, la mesa y el piso. Pude ver la posibilidad de aquel accidente antes de que ocurriera, pero no pude hacer nada porque tenía la niña en un brazo mientras le daba la fórmula con la mano libre. Ahora me parece un problema inocente y simple, pero en aquel momento, magnifiqué exageradamente aquel incidente. Tenía los nervios y la psiquis destrozados, y las cosas más insignificantes cobraban proporciones monstruosas. Le di a Logan mi mirada más enojada, les grité a los chicos que se pusieran los zapatos, y salí a toda prisa por la puerta arrastrando a dos niños entristecidos.

Traté por todos los medios de satisfacer las demandas cotidianas y normales de la crianza de los niños, pero no había aprendido a simplificar lo más posible las cosas, como comprar comidas preparadas en el mercado o recogerla en un restaurante porque la entrega a domicilio estaba muy limitado en aquella zona. Incluso después de un día fatigoso, trataba de forzarme aun más. Para la cena, tenía que cocinar y luego limpiar la cocina, tratando de supervisar al mismo tiempo a los niños. A Chloe la sentaba en su mecedora o en el corralito ExerSaucer mientras sus hermanos veían dibujos animados en televisión. Pero todavía faltaba bañarlos y supervisar el cepillado de los dientes, actividades que exigían todavía más energía. Después del baño y ya en pijamas, los chicos escogían un libro y yo le leía a cada uno. Los niños dormían en una habitación: Dylan en la cama, y Logan en la cuna, mientras que Chloe y yo ocupábamos un dormitorio al otro lado del pasillo. Aunque me sentía exhausta, me levantaba cada vez que la niña se movía o hacía algún ruido, para ver si todo andaba bien. Cuando salía el sol, comenzaba otro día sin haber dormido lo suficiente.

El desgaste físico que sufría se evidenciaba en las libras que aumenté en ese período. Pero lo que resultaba más deprimente a simple vista y más doloroso fue el eczema que me brotó en los párpados. El eczema es una inflamación de la piel provocada por la sequedad del aire, la contaminación y el estrés. En mi caso, los párpados estaban ligeramente inflamados y la piel rugosa y adolorida. No podía usar ningún tipo de maquillaje, sólo vaselina para protegerme la piel y aliviar la hinchazón. Los párpados se sanaron y la piel se tornó escamosa, pero el eczema volvía a brotar y el proceso a repetirse. Recuerdo que Randy le preguntó al oncólogo si podía recetar algún medicamento que me aliviara de alguna forma, pues nuestro médico de cabecera estaba a miles de millas de distancia. El oncólogo se negó, diciendo que como yo no era su paciente, tendría que ponerme en contacto con un dermatólogo, así que tuve que seguir soportando la molestia.

Aunque la práctica regular de ejercicios también tuvo que posponerse, trataba de caminar en una cinta continua cuando podía, y usaba las escaleras en vez del ascensor o las escaleras mecánicas del hospital. Y en raras ocasiones, hacía una rápida caminata afuera, en el templado otoño de Houston. En circunstancias normales, hacía ejercicio en el gimnasio dos veces por semana, asistía a una clase de yoga una vez por semana, y jugaba con los niños. Además, Pittsburgh es una ciudad por la que se puede caminar, y yo iba empujando el cochecito de la niña a la biblioteca, al parque, a la cafetería e incluso al mercado. Pero en Houston no tenía esas oportunidades integrales de actividad diaria.

Durante ese período todas mis energías estaban dedicadas a mis seres queridos. Ellos eran mi prioridad fundamental. Mis necesidades podían esperar. Pero eso implicaba un difícil acto de equilibrio en el cual me parecía que nunca podría complacerlos a todos. A fin de cuentas, tuve que aceptar que sólo podía dar de mí lo mejor posible, y que tenía que ser lo suficientemente bueno. Ya en aquel momento me resultaba más fácil separar las necesidades de Randy de las de los niños. También pude dedicarme completamente a cada cual cuando estaba con ellos porque estaban separados físicamente. La prueba verdadera llegó cuando volvimos a reunirnos en Pittsburgh después que Randy terminó su tratamiento en Houston, y tuve que priorizar en tiempo real con las consecuencias duraderas que acompañaron a cada decisión tomada.

5

¡Necesito ayuda!

HAY UNA ESCENA FUNDAMENTAL en la película An Officer and a Gentleman (Oficial y caballero) en la que el Sargento de Artillería Foley, interpretado por Lou Gossett Jr., intenta quebrantar a Zack Mayo (Richard Gere), candidato a oficial arrogante y emocionalmente reservado, sometiéndolo a intensas y continuas tandas de ejercicios hasta que, finalmente, no puede soportar más. Le resulta imposible permanecer aislado y acepta el hecho de que debe cambiar para crecer como persona y trabajar en equipo, y aprende la lección de que ser fuerte no equivale a hacerlo todo por sí mismo, o que abrirse al amor y expresarlo no es una forma de debilidad.

Durante el tiempo que cuidé de Randy, llegué a identificarme con Zack Mayo. Pero en vez de enfrentarme a un musculoso Lou Gossett Jr., la vida y el cáncer asumieron la parte de mis sargentos entrenadores, colocando una carga tras otra sobre mis hombros. La carga se hizo más y más pesada, y aunque iba encorvándome con la espalda a punto de romperse, seguía asumiéndola sin compartirla con nadie ni aceptar ayuda.

Seguí al cuidado de Dylan, Logan y Chloe y a cargo de las mismas actividades, como llevarlos al zoológico y al Museo de Historia Natural. En mi mente, no consideraba el tiempo o mis energías como parte de un juego de iguales ganancias y pérdidas, por lo que mi intención de dedicarles a los niños la misma cantidad de tiempo y añadiendo el trabajo enormemente agotador de cuidar de alguien no me parecía irracional. Sabía que se trataba de un acto de malabarismo, pero me imaginé que sería perfectamente capaz de servir de enfermera y cuidar de Randy en Pittsburgh como lo había hecho en Houston, incluso con el añadido de los niños atados a los cordones de mi delantal.

A pesar de que nos ayudaban con los niños durante el día, no lograba dividir mi tiempo entre ellos y Randy. Ni tampoco descansaba lo suficiente. El programa perfecto habría sido dedicarles a los niños las primeras horas de la mañana, el mediodía a Randy, luego poner a los niños a dormir la siesta a inicios de la tarde, el resto de ese tiempo con Randy nuevamente, preparar la cena, y después volver a cuidar a los niños hasta la hora de dormir. A pesar de estar consciente de la asignación del tiempo, siempre había variaciones en los acontecimientos diarios: visitas al oncólogo, fiestas infantiles, citas con el médico, o alguien que se enfermaba. Haciendo recuento de aquel entonces, puedo ver cómo iba en camino a un choque con la realidad. La paradoja que no pude ver en ese tiempo era que mis esfuerzos por cuidar a mis hijos y esposo se frustrarían a causa de mi agotamiento. Mi error fue tratar de vivir mi vida tal y como era antes del cáncer. La forma en que acometía cada aspecto de mi vida normal tendría que cambiar de una forma sin precedentes.

La vida me envió una alerta seria acerca del desastre que estaba ocasionando. Después de cuatro meses de entrega total, finalmente toque fondo. Fue en un frío viernes de febrero de 2007. Randy estaba sometido a un régimen de quimioterapia 5-FU (fluorouracil) con infusión por goteo. Algunos pacientes experimentan efectos secundarios mínimos, pero Randy la estaba pasando muy mal con diarreas y fatiga, conjuntamente con una reducción del apetito. Un efecto cosmético menor de la quimioterapia fue que el cabello se le erizó y encaneció. Durante el día descansaba en cama en el dormitorio trasero, y por la noche en el sótano. Como su conteo de leucocitos estaba bajo y su peso reducido a unas 140 libras, no toleraba el frío, por lo que usamos un calefactor para mantener la temperatura de la habitación a ochenta grados. Aquel viernes en particular no era distinto a los demás. Logan y Dylan iban al preescolar en la mañana, y Chloe gateaba por la casa. Como de costumbre, dividía mi tiempo entre los niños y Randy, con la ayuda de Amy y nuestra niñera, Laura O'Malley. Pero a las diez de esa noche ocurrió algo completamente normal pero muy devastador para nuestro frágil equilibrio. Dylan se despertó con un terrible brote de gastroenteritis. Las familias pasan por esto todo el tiempo pero en nuestro caso la susceptibilidad de Randy a las infecciones le añadía una nueva dimensión a la situación en la que no había pensado ni confrontado antes.

Llevaba acostada sólo media hora cuando escuché a Dylan llamándome. Durante las horas que siguieron le ayudé a ir al baño, sosteniéndole la cabeza sobre el inodoro o limpiando después de un "accidente". A eso de la una de la mañana, Chloe se despertó llorando por su biberón, pero no podía atenderla. Dylan seguía vomitando y era quien más me necesitaba, y sabía que la niña no iba a morirse de hambre si perdía una toma. Aun así, iba aflorando en mí un sentimiento de culpa. De repente, apareció Randy y se ofreció para darle el biberón a Chloe. Como pensaba que estaba dormido en el sótano mientras ocurrían aquellos percances, me sorprendió verlo. Después de alimentar a la bebita, volvió al sótano y yo seguí cuidando a Dylan. A las cuatro de la mañana, estaba exhausta. No había dormido en toda la noche y el día anterior había estado muy ocupada. Bajé al sótano y le pedí a Randy si podía cuidar a Dylan por una hora para que yo pudiese dormir un poco antes de que los otros dos niños despertaran. Además, la niñera no venía los sábados y yo tendría que hacerme cargo de la bebita y de nuestro dinámico párvulo, aparte de Dylan.

La reacción de Randy me dejó sin palabras. Estaba furioso conmigo por no cuidarme durante el día en caso de que hubiese alguna emergencia nocturna que me impidiera dormir. Como estaba tan débil, me dijo, una gastroenteritis podía matarlo. Y luego de haberse sometido a una operación y a un doloroso régimen de dos meses para tener las mejores posibilidades de sobrevivir, yo estaba atentando contra sus probabilidades pidiéndole que cuidara a Dylan. En ese momento me sentí muy mal, como un ser fracasado por no poder hacerme cargo de todo, por tener que pedirle ayuda a Randy cuando estaba tan enfermo, por no estar mejor preparada para momentos inevitables como la enfermedad de los niños, por no tener un plan de emergencia. En ese momento se me hizo patente que debía cambiar mi modo de pensar. Habíamos dejado de ser una familia normal de dos padres, y no podía recurrir a Randy en busca de ayuda. Necesitaba colaboración externa, y tenía que solicitarla cuanto antes.

A las seis de la mañana llamé a mi vecina, quien se levantaba temprano. Le expliqué lo que estaba ocurriendo y le pedí que viniera a casa. Luego les envié mensajes por correo electrónico a todos mis amigos y niñeras, preguntando si alguien podía ayudarme con los niños ese día. Una nueva mañana, un nuevo comienzo, una nueva estrategia. Comencé a actuar como una gerente, delegando responsabilidades y haciendo sólo las cosas que estaban a mi alcance. Aunque acepté este rumbo como el mejor para mí, los niños y Randy, mi conciencia no estuvo en paz consigo misma.

Consideraba que mi responsabilidad como esposa y madre era cuidar incansablemente a los niños y a Randy. Es más, se me crió para ser autosuficiente e independiente, por lo que el incumplimiento de las exigencias de mi familia y la aceptación de ayuda ajena equivalía a ser una fracasada. ¡Tampoco quería ser una madre a distancia! Quería participar directamente en sus vidas, colocando curitas en las yayas y acompañándolos a jugar con sus amiguitos. No quería renunciar a mi antigua vida, a las cosas tal y como eran, y aceptar lo que dictaban las circunstancias del momento. Me sentía sumergida en un mar proceloso en el que las olas azotaban mi cabeza y no había tierra a la vista. Por supuesto, nunca se me ocurrió que estaba siendo peor madre y esposa desgastándome y asumiendo todas las responsabilidades.

También imaginaba que aquello duraría un breve período de tiempo en el gran orden de cosas. Las cosas no siempre serían así. Podría volver atrás y tomar nuevamente las riendas. ¡Pero, pobre Randy! Él pudo ver la situación en toda su magnitud antes que yo, aunque le fue imposible darme impulso. Estaba muy frustrado conmigo, muy decepcionado con mi incapacidad de adaptarme con más rapidez a la dinámica familiar. Y sintió que lo abandonaba porque mi atención estaba dividida. No estaba tan concentrada en él o en su lucha para vencer el cáncer como necesitaba. Pero aquello no era un problema nuevo en nuestra relación, sino algo que habíamos enfrentado muchas veces desde la llegada de los niños. La manera en que dividía el tiempo entre los niños y mi esposo era un dilema al que le daba mayor énfasis la enfermedad de Randy. Además, como se vanagloriaba de sus habilidades para manejar el tiempo, estaba presto a criticar la forma en que los demás lo hacían. Creía en el uso inteligente y eficiente del tiempo, y daba frecuentes charlas sobre el tema. Estaba tan bien sintonizado con cómo usaba el tiempo en el trabajo que llevaba un registro electrónico de cuántos minutos dedicaba a ciertas tareas, y luego evaluaba los datos y decidía cómo podía trabajar con más productividad. Como hacía ese ejercicio con su propio tiempo, creía que los demás tenían y debían hacerlo también. Como yo no adopté realmente ese método en mi vida personal, Randy me criticaba por la forma en que escogí distribuir mis energías. Era un hombre muy inteligente que confiaba en su intelecto y capacidad para tomar decisiones correctas en cualquier situación dada. Yo no era tan inteligente ni tan rápida como él, y creo que puse a prueba su paciencia. No es que me quisiera menos, pero pienso que creyó que podía tomar mejores decisiones que yo. En el pasado, solía señalarle con frecuencia que si tomaba decisiones por otras personas, entonces no vivirían sus propias vidas. El hecho de no controlar tan bien el tiempo ni tener un plan de emergencia en caso de enfermedades no sería tan funesto en circunstancias normales, pero resultaba un desastre total en la mente de Randy. Como compromiso, acepté volver a coordinar mi programación diaria y reservar más tiempo para descansar e irme a dormir más temprano.

Sin embargo, aprendí una lección más esencial que la administración del tiempo. A partir del episodio de la gastroenteritis, comprendí que ser fuerte no significa necesariamente renunciar a la ayuda ajena, ni tampoco dejar de sentir temor. Es probablemente una de las lecciones más grandes que he recibido. Tenía que delegar algunas de mis responsabilidades y liberarme un poco para asumir mejor la carga. Tuve que admitir que no iba a ser la misma madre que fui cuando Dylan era pequeño. No podía estar al mismo tiempo con los niños y con Randy en las salas de oncología. Tenía que pedir ayuda, y mucha. No podía preparar la cena cada noche desde cero usando vegetales frescos del mercado, por lo que acepté agradecida comida de todo tipo de las familias de los compañeros de preescolar de mis hijos. No sé si usaban productos orgánicos, y en breve aprendí a ni siquiera pensar en eso. También pedía cenas para llevar usando una tarjeta de regalo aportada generosamente por los colegas de Randy en la Universidad Carnegie Mellon. Incluso acepté la oferta de algunas personas de ayudarnos a desempacar las pertenencias de la familia —sí, hasta mis vestidos y ropa interior— para poder instalarnos en nuestra casa recién renovada de Pittsburgh. ¿Iba a ser menos madre, mujer o esposa por ello? ¡No! Por el contrario, nuestras vidas mejoraron al aceptar ayuda ajena. Tuve más energía para dedicarle a todos los que me rodeaban, y dejé de estar tan estresada y amargada. Nos hizo la vida más manejable, lo cual, a su vez, mejoró mi estado de ánimo.

No sólo tuve que aceptar la idea de la ayuda ajena, sino también resignarme a tener gente en casa con más frecuencia y en un comportamiento más íntimo que lo normal. No me molestaba que amigos y vecinos nos ayudaran a desempacar nuestras sábanas, toallas o ropas de los niños, pero en lo tocante a mis pertenencias, el hecho de que alguien pusiera mi ropa en el clóset o en la gaveta me incomodaba, aunque sabía que era un ahorro de tiempo y energía valiosa. E incluso en una ocasión escuché a mis vecinas comentar sobre la forma en que estaba dispuesto el cuarto de lavandería: teníamos dos pares de lavadoras y secadoras. Quise ir y explicarles que una de las lavadoras era de mi abuela que ya no podía usarla porque padecía de demencia, y que la segunda secadora era la que dejaron en la casa los dueños anteriores. Creí que debía justificar nuestras decisiones explicando cómo Randy pensaba que manejaríamos mejor el tiempo con otro juego de lavadora y secadora porque teníamos que lavar constantemente las sábanas y ropas de los niños, pero no dije nada y salí del cuarto en silencio. No creía justo ser inspeccionada de esa manera, ni que debía justificar nada. Mi vida se había vuelto demasiado transparente, demasiado pública, pero sentí que no tenía derecho a quejarme, pues necesitaba ayuda desesperadamente. Y seguí diciéndome a mí misma que era un precio mínimo a pagar y que debía estar agradecida. Por su parte, a Randy no parecía molestarle en lo más mínimo la presencia de otras personas en nuestra casa, o su intromisión en nuestras cosas más íntimas. Nunca estuvo demasiado atado a las cosas, ni le prestaba gran atención al qué dirán. Más aún, se enclaustraba en su oficina trabajando en el ordenador mientras yo me encargaba de la logística, de manera que estaba alejado mental y físicamente de la cotidianidad.

Analizando las cosas en la distancia, haber pedido ayuda me parece razonable, pero fue un problema de gran carga emocional y una dura lección aprendida. Incluso cuando decidí aceptar ayuda, tenía que acostumbrarme mentalmente a recibirla. Tuve que cambiar interiormente, e incluso hasta mi propia imagen, para poder encontrar la paz. Finalmente, tuve que aceptar que pedir ayuda es señal de fuerza e inteligencia. Cuando se atraviesa por momentos difíciles, la identificación de los aspectos en los que se necesita una mano adicional o un cerebro más inteligente implica honestidad y valor.

Cuando en ocasiones alguien me dice: «No sé cómo pudiste hacerlo», le respondo con orgullo: «Con un poco de ayuda de gente maravillosa». Aparentemente, muchos de nuestros amigos y familiares sabían intuitivamente cómo ayudarnos. Veían algo por hacer, lo hacían y luego pedían permiso. Algo tan simple como poner a lavar ropa o limpiar la cocina. Me encantaba cuando me entregaban listas de tareas específicas en las que podían ayudarme, y apreciaba no tener que gastar energía en la creación de una lista propia de cosas pendientes. En muchas ocasiones me preguntan personas deseosas de ayudar a un amigo o familiar que cuida a un enfermo qué pueden hacer para establecer una diferencia. Mi respuesta es la siguiente: en tareas cotidianas como la limpieza de la casa, las compras en el mercado, la preparación de la cena o el lavado de la ropa. También me di cuenta de que contar con amigos que vinieran a visitar a Randy, a hablar con él, a darle masajes en la espalda o simplemente acompañarlo ante el televisor me proporcionó gran paz mental, y a Randy la compañía que necesitaba.

Pero existe una sutil diferencia entre ser útil e imponerse. En ocasiones, cuando pasaba un día terrible, quería disponer de un poco de tiempo libre para relajarme, para sentarme tranquilamente en soledad, sin la obligación de ser sociable, un momento en que pudiera liberar el caudal de mis emociones. A veces, una amiga bienintencionada atribuía erróneamente mi estado de ánimo a la necesidad de tener un hombro sobre el que llorar o alguien a quien confiarle mis penas. Trataba de ser amable y explicarle que estaba fatigada y necesitaba descansar, pero aquella persona parecía "estar sorda" como suelen decir las maestras de preescolar, e insistía en quedarse hasta que la lavadora de platos se apagara para colocar la vajilla en su lugar, incluso después de explicarle que lo que necesitaba realmente era irme a dormir. Al final, dejaba a mi bienintencionada amiga sola, sentada a la mesa de la cocina, y me marchaba en busca de un poco de soledad.

6

Estragos de cuidar a un enfermo

A PESAR DE QUE FAMILIARES Y AMIGOS nos ayudaban con los niños, al término de cada día me sentía exhausta. Cada noche me acostaba a las diez, tratando de dormir ocho horas, menos el tiempo en que debía alimentar a la bebita y cuidar a los niños si era necesario. Me sentía como si el cuerpo fuera de plomo mientras me metía agradecida bajo las sábanas y apagaba las luces. Pero en vez de caer en un sueño profundo y apacible, el cerebro seguía funcionando mientras yo daba vueltas en la cama, tratando de encontrar una posición más cómoda. Y los pensamientos iban y venían sin cesar, algunos como preocupaciones inusualmente extrañas que se enconaban y crecían mientras descendía por el agujero negro del "Qué ocurriría si...".

Uno de esos particulares diálogos internos era:

¿Qué voy a hacer si la casa se incendia? ¿Cómo voy a sacar a los niños? Y elucubraba mentalmente mientras yacía en la cama, con los niños durmiendo al otro lado del pasillo, y Randy enclaustrado en su retiro del sótano.

¿A cuál de ellos tendría que sacar primero?

Tal vez Dylan, es el mayor y el que mejor se las arregla.

Pero ¿cómo llevarlo del segundo piso a la planta baja sin que se haga daño?

Analizaba las posibilidades y la mente seguía buscando soluciones.

Ya sé. Anudo varias sábanas, ato un extremo en su cintura y lo bajo hasta el suelo. Allí podrá correr a la casa de al lado y pedir ayuda.

¿Y qué hago con Logan? Sólo tiene dos años. ¿Podría bajarlo de la misma forma?

Sí. Eso también funcionaría en su caso.

Y sin pausa, transfería las elucubraciones a Chloe: Creo que también podría bajar la niña.

Bueno, ya he resuelto el problema si se produce un incendio en la planta baja. ¡Magnífico! Ahora puedo descansar. Ya puedo dormir.

Pero, de ninguna manera. Las neuronas seguían activas: ¿Y si el incendio comienza en la planta alta? ¿Qué pasaría con Randy en el sótano? La luna se desplazaba lentamente por el cielo nocturno mientras yo analizaba muchas más situaciones, tratando de visualizar lo que podrían parecerme amenazas plausibles a nuestra familia. A la gente le ocurren cosas malas y reparaba en que éramos vulnerables, en un mundo hostil al que no le importaba lo joven que era Randy, ni que se cuidara a sí mismo, ni que tuviera tres niños pequeños. Nada nos protegía de ser una de esas familias que aparecen en los periódicos o en un programa de televisión y nos hacen pensar: «¡Dios nos libre!». Luego de pasar los peores dos meses de mi vida, sabía con demasiada claridad cómo una catástrofe podía destruir nuestro mundo. Quería estar preparada para la próxima vez. No quería que me sorprendieran nuevamente, como cuando a Randy le diagnosticaron cáncer de páncreas. Aunque era ilógico pensar que podía planificar todos los retos posibles antes de que ocurrieran, seguía intentándolo, para sentir que aún tenía algún control sobre mi vida. El cáncer me había dejado en la más cruel vulnerabilidad y mi respuesta era crear un sentido de dominio sobre los acontecimientos de mi vida.

Ojalá hubiera podido acostarme junto a mi esposo, recurriendo a él para que me ayudara en aquellas noches de insomnio. Tenía tantas cosas maravillosas que apreciar, que celebrar con él: cómo crecía nuestra familia, cómo habíamos remodelado nuestra casa para adaptarnos a ese crecimiento y cuán bella estaba la luna en aquellas noches invernales. Le habíamos dedicado un gran caudal de reflexión y energía a aquel proyecto. Era la casa de nuestros sueños, donde íbamos a criar a nuestra familia, y donde Randy y yo nos proponíamos vivir hasta que los niños fueran mayores y Randy se jubilara.

Pero en cierta medida, Randy y yo estábamos en mundos diametralmente opuestos. En vez de dormir en la planta alta, en nuestro dormitorio principal con sus hermosas ventanas con vista al sorprendentemente grande patio urbano, Randy yacía en el sótano, con el calefactor a todo dar. La distancia física entre ambos se traducía en una separación emocional. Me cansaba constantemente el desempeño de tantas funciones: cuidadora, madre y administradora del hogar. Me despertaba con Chloe a la una de la mañana para darle su biberón, y luego a las seis cuando los dos chicos estaban listos para comenzar su día. Sentía que Randy no apreciaba todo lo que hacía y cuánto me esforzaba. Por su parte, creía que no le dedicaba tiempo suficiente, que tenía temor de sentarme con él y estar cerca de un enfermo. Nuestra distancia emocional se fue ensanchando hasta que una pareja de amigos nos sugirió que viéramos a un consejero, y hasta llegaron a comentar que si Randy sobrevivía, nuestro matrimonio quedaría deshecho. Pero no necesitábamos un consejero matrimonial sino alguien que pudiera ayudar a personas que enfrentan una enfermedad potencialmente mortal, y el caos y el estrés que eso conlleva.

Durante una visita a nuestro oncólogo local en Pittsburgh, Randy le pidió que le recomendara a alguien con quien pudiéramos hablar que tuviera experiencia con personas en nuestra situación. El oncólogo conocía a un psicoterapeuta que trabajaba con pacientes de cáncer y sus familiares. Es una de las personas más maravillosas, amables, conocedoras e inteligentes que jamás he conocido: la Dra. Michele Reiss. Tuvimos la suerte de encontrar a una profesional que viviera en el área que se especializaba en los problemas mentales que surgen a partir de la lucha contra el cáncer.

Desde la primera vez que hablamos con la Dra. Reiss se convirtió en parte esencial de nuestro equipo contra el cáncer. Mientras el oncólogo y un pelotón de otros médicos se concentraban en los aspectos físicos del cáncer que padecía Randy —cómo evitar la propagación de la enfermedad, cómo controlar el dolor, cómo supervisar la nutrición, cómo prolongar su vida— la Dra. Reiss, como psicoterapeuta, se dedicaba a lidiar con los problemas de salud mental. Todos sufrimos de estrés, pero en exceso y por tiempo prolongado ejerce un profundo efecto en el estado físico y mental de la persona. Cada vez más investigaciones médicas estudian el impacto del estrés tanto en la salud del paciente de cáncer como en la de quien cuida de él. En particular, se sabe que el estrés que causa atender a un enfermo incrementa la susceptibilidad de quien ejerce tal labor a contraer enfermedades infecciosas y a deprimirse. Quien cuida de un paciente es además muy propenso a sufrir envejecimiento prematuro, disminución medible de su expectativa de vida (algunos estudios indican de tres a diez años), así como riesgos asociados con la falta de sueño.* ¡A quién se le hubiera ocurrido que cuidar con dedicación a un ser querido puede restarnos años de nuestra propia vida o incluso enfermarnos!

Como los riesgos asociados con el estrés y el impacto que ejerce en una persona el cuidado de un enfermo están saliendo a la luz, espero que más consultas de oncología cambien su paradigma de

---

*Take Care! Self-Care for the Family Caregiver, National Family Caregiver Association, www. thefamilycaregiver.org, winter 2006.

tratamiento para abarcar mucho más que los aspectos físicos del cáncer. En la actualidad, numerosos centros para el tratamiento del cáncer y grupos de oncología mantienen un equipo maravillosamente sólido de médicos, desde radiólogos a oncólogos y cirujanos. Sin embargo, pasan por alto el aspecto psicológico que trae consigo la enfermedad. Los especialistas en cáncer se enfocan en la nutrición y el dolor, pero ignoran cuán devastador puede ser vivir con cáncer o encarar la muerte cuando el mal invade otras partes del cuerpo. Más aún, la ciencia y la tecnología médica han hecho significativos progresos en retrasar o evitar la multiplicación de las células cancerígenas. Como resultado, a menudo el paciente vive más tiempo con la enfermedad en remisión. Pero una persona que vive más tiempo con cáncer u otras enfermedades enfrenta una nueva serie de retos que necesitan resolverse. Uno de ellos es cómo ofrecerles apoyo al paciente y a quien cuida de él en sus esfuerzos para vivir sus vidas y mantener la calidad de vida. Los consejeros pueden ayudar con algunas de las necesidades. Randy y yo fuimos lo suficientemente previsores como para encontrar una terapeuta que nos ayudara, pero es posible que otras personas no sigan el mismo camino, y necesiten que se les brinde esa posibilidad.

Como admitió Randy en *La última lección*, él no simpatizaba mucho con los psicólogos. Pero después de trabajar con la Dra. Reiss, comprendió los beneficios: "Ahora que me encuentro entre la espada y la pared, puedo ver el alto grado de su efectividad [de la asesoría externa]. Me gustaría poder pasear por las salas de oncología y decírselo a los pacientes que intentan enfrentarse a todo esto por sí mismos". Randy tenía convicciones muy firmes, y le tomaba mucho tiempo cambiar su posición ante un tema determinado. Por tanto, esa afirmación es un testimonio de cuánto sufrió emocionalmente, y de lo excepcionales que debieron ser las habilidades de la Dra. Reiss para que Randy adoptara esa terapia.

La primera vez que visitamos la consulta de la Dra. Reiss, tanto Randy como yo nos sentíamos decepcionados uno del otro. Uno de los primeros métodos que adoptó la terapeuta fue hacer que nos escucháramos mutuamente. Insisto, escuchar realmente lo que tenía que decir el otro. Nos dimos cuenta de que aunque transitábamos juntos la ruta del cáncer de Randy, nuestras experiencias individuales eran originales y válidas. Randy sufría dolores diarios después de la operación para extirpar el tumor, así como los terribles efectos secundarios de la quimioterapia. Por otro lado, yo trataba de mantener una rutina normal con nuestros tres hijos, de cuidar lo mejor posible a Randy, y de manejar nuestro hogar. Randy me comunicó que quería hacer todo lo posible para aumentar sus posibilidades de supervivencia. Para lograr ese objetivo, teníamos que convertir el tratamiento y cualquier opción adicional en la principal prioridad. Tenía que obligar al máximo a su organismo a recibir las dosis de quimioterapia más altas dentro de lo permisible y quería que lo apoyase en ese tiempo, independientemente de lo mal que pudiera parecer o sentirse. Por mi parte, le expliqué a Randy que yo era quien debía enfrentar los problemas del momento, desde su salud quebrantada y la necesidad de atención adicional, hasta procesar nuestra declaración de impuestos o investigar las opciones de preescolar para Dylan, quien debía comenzar las clases el otoño siguiente. Nuestros roles y puntos de vista me recordaron mucho *Al faro* de Virginia Woolf, en la que el Sr. Ramsey no puede ver las flores rojas de tritoma que crecen alrededor de la casa y provocan la admiración de su esposa, pero sí es capaz de explorar las constelaciones y apreciar las estrellas, algo que a su cónyuge le resulta imposible. Nosotros teníamos una dicotomía similar. Formábamos un equipo, un frente unido en el combate contra el cáncer de páncreas para salvar su vida, pero proveníamos de dos sitios diferentes que dificultaban la comprensión del compromiso y contribuciones del otro al esfuerzo de equipo. Escucharnos uno al otro y respetar las formas diferentes en que enfrentábamos esa experiencia nos ayudó a unirnos más. Nuestro matrimonio se fortaleció y seguimos juntos por aquel difícil camino.

Otro problema que confrontábamos Randy y yo era la parálisis inducida por el estrés. Éramos incapaces de tomar una decisión, algo que se evidenciaba aun más en nuestra necesidad de escoger una escuela para Dylan. Pittsburgh es una ciudad maravillosa que ofrece una amplia gama de opciones de educación, tanto pública como privada. En el sector público hay escuelas de barrio, escuelas para niños dotados, escuelas independientes e incluso una escuela de enseñanza elemental que usaba el método Montessori. En la otra cara de la moneda estaban las escuelas que ofrecían educación tradicional y no tradicional. Antes de que Randy enfermara, hice una pequeña investigación sobre cuál sería el mejor entorno para Dylan. Pero a partir del sombrío diagnóstico de Randy, no pude dedicar más tiempo ni energía a tomar una decisión. Y en la primavera de 2007, el plazo para matricularlo estaba a punto de vencer. Teníamos que decidir en breve. Después de reducir la selección a unas pocas escuelas, Randy y yo evaluamos juntos las opciones pero no podíamos tomar una decisión, por lo que visitamos aquellas escuelas. Randy le daba rienda suelta a su mente aguda, acosando a preguntas durante una buena media hora a la inocente directora, interrogándola sobre cómo manejaría la escuela varias situaciones, incluyendo qué travesura podía hacer un alumno para que lo expulsaran al término de una jornada, o cómo administraba sus fondos la escuela. Pero incluso después de reunir toda esa información, éramos incapaces de decidirnos. Cada pregunta venía precedida por el hipotético «Si Randy muere de cáncer...». ¿Lo matriculábamos en la escuela privada que estaba a tres casas de la nuestra para que yo pudiera caminar fácilmente con Dylan y sus dos hermanitos? La escuela para niños dotados podría ofrecerle a

Dylan más oportunidades de enriquecimiento educacional, pero implicaría un largo viaje en autobús. En la medida que se acercaba el vencimiento del plazo, crecía nuestra ansiedad. Durante una de nuestras sesiones con la Dra. Reiss, le explicamos nuestro dilema y le pedimos consejo. La especialista nos demostró que estábamos dejando que el estrés y el temor de vivir con cáncer nos impidieran vivir nuestras vidas. Tal y como yo analizaba cada problema posible que podría surgir y cómo resolverlo en mis noches de insomnio, Randy y yo estábamos procediendo de igual forma, examinando cada situación posible que pudiera venirnos a la mente, fatigándonos en el proceso, sin darnos cuenta de que era imposible ponderar cada posibilidad.

La educación no era la única decisión que no podíamos tomar. Había además otras cositas, como comprar o no una alfombra para el vestíbulo. Me debatía en cuestionar si debía gastar dinero en una alfombra para una casa que tal vez abandonaríamos si regresaba el cáncer y Randy moría. Por su parte, Randy se quejaba de vivir con la espada de Damocles sobre su cabeza. Sentía que en cualquier momento podría ocurrir lo peor, y quería que ambos decidiéramos con anticipación lo que haríamos si se reproducía el cáncer. Y hablaba del tema con amigos y familiares. Quería hacer todo lo que estuviera a su alcance para dejarnos en la mejor situación posible. Por tanto, analizamos dónde deberíamos vivir ¿en Pittsburgh o más cerca de mi familia? Si nos decidíamos por estar cerca de mi familia, ¿sería más cerca de mi hermano mayor en Virginia o de mi hermano menor en Carolina del Norte? Yo quería quedarme en Pittsburgh, donde contaba con una sólida red de apoyo, buenos amigos a quienes quería, y un amor verdadero por la ciudad.

Después de escucharnos, la Dra. Reiss nos ayudó a aprender otra importante lección: el cáncer nos hacía sentir que teníamos menos control de nuestras vidas, y como resultado, tratábamos de ejercer menos dominio sobre el curso de los acontecimientos. Pero tuvimos que aceptar alguna pérdida de control y la imposibilidad de predecir todos los resultados o situaciones que pudieran surgir. Y en vez de darle vueltas a las cosas en la mente y agonizar con el "Qué ocurriría si...", teníamos que tomar la mejor decisión posible en ese momento con la información que teníamos a mano. Posteriormente podríamos reevaluar la decisión tomada y hacer cambios a medida que contáramos con nueva información o se presentaran nuevas circunstancias.

Equipados con aquellos conocimientos, Randy y yo pudimos volver atrás y tomar las decisiones hasta entonces inalcanzables. Y elegimos una escuela para Dylan. Optamos además por no decorar el espacio recién renovado, e incluso acordamos una estrategia para determinar dónde viviría la familia en caso de que Randy falleciera. Luego archivamos el plan general con la premisa de que no lo analizaríamos más hasta que no fuese absolutamente necesario.

Contar con una consejera para analizar los problemas que teníamos y las dificultades que confrontamos para solucionarlos nos favoreció más allá de toda previsión. Y no sólo mejoró nuestra vida cotidiana en términos de toma de decisiones mayores y menores, sino que también Randy y yo pudimos hablarnos mutuamente y apreciar el punto de vista del otro. Nuestra relación se fortaleció, y nuestro amor floreció en un tiempo de dificultad extrema. Y hasta esto nos benefició, porque necesitábamos que los cimientos de nuestro matrimonio fueran lo suficientemente sólidos para enfrentar aún más demonios en nuestro tránsito por la maligna enfermedad.

7

El cáncer nos sorprende de nuevo

PASAMOS UN VERANO MÁGICO Y GLORIOSO después de tanto estrés y trabajo durante el invierno y la primavera de 2007. Randy descansaba de la quimioterapia por primera vez en seis meses, y había recuperado su peso y su vitalidad. Vivíamos el momento sin temor de lo que pudiera ocurrir mañana. Randy confiaba tanto en que iba a salvarse que compró un coche nuevo para sustituir nuestro destartalado Volkswagen Cabriolet, el mismo en el que había derramado Coca Cola mientras su sobrina y sobrino lo miraban con una muestra de incredulidad, humor y horror. Viajamos a Kennywood, un parque de diversiones en Pittsburgh y montamos en los juegos mecánicos con los niños. Randy se ganó un enorme animal de peluche para los chicos, transmitiendo su amor por los juegos de carnaval y la emoción de caminar por el parque con un inmenso pez payaso anaranjado para que todos lo vieran. Frecuentamos el parque acuático local, en el que Randy tuvo valor suficiente para deslizarse por el altísimo tobogán, y hacer un poco de "tubing" con Dylan. Además, vacacionamos durante una semana en una playa de la parte sur de Virginia, cerca de donde vive mi familia, gracias a lo cual pudimos visitar nuevamente a mi hermano Bob y a su familia. Randy incluso se sintió con fuerza para llevarme en un viaje de nueve días a España con su madre, su hermana y el esposo de ésta. Me negué a ir pero él insistió, diciendo que dispondría de mucha ayuda. Él también pensaba que yo necesitaba unas vacaciones. Pienso que quería realmente que yo fuera en parte porque deseaba hacer algo por mí. Al fin acepté y disfrutamos de un viaje maravilloso y un descanso muy necesario. La vida en la casa de los Pausch era casi como en los viejos tiempos.

A fines del verano, Randy tenía programado el regreso a Houston para someterse a una tomografía computarizada que revelaría si las células cancerígenas estaban volviendo a atacar y a multiplicarse. En agosto de 2007, Randy y yo organizamos nuestros planes de viaje, pero lo asumimos como una escapada romántica de reconexión mutua, reservando tiempo para ir al hospital y hacer un corto paseo adicional. Antes de ir a la consulta del oncólogo para ver los resultados de la tomografía, fuimos a Galveston Island a uno de los parques acuáticos bajo techo más grandes del país: Schlitterbahn. Al igual que los parques de diversiones, los acuáticos ocupaban un lugar principal en nuestra lista de actividades divertidas. Esa visita a Schlitterbahn sin los niños nos remontó a los días de noviazgo y a las primeras etapas de matrimonio, sin hijos, cuando íbamos al parque acuático local en Pittsburgh para pasar el día juntos deslizándonos por todos los toboganes. Siete años más tarde, en Galveston, Texas, disfrutábamos de lo lindo. ¡Usamos todos los toboganes de aquel parque de setenta mil pies cuadrados! Como algunos eran muy altos, teníamos que subir escaleras después de esperar en largas filas. Otros eran curvos y cortos, y por supuesto, había un río extenso y de aguas plácidas, en el que flotábamos tomados de la mano como si nada más nos importara en el mundo. Esta excursión no habría sido posible apenas cuatro meses antes, cuando Randy estaba demasiado agotado por la quimioterapia. Pero allí era como el de siempre, como el Randy que había conocido al principio y del cual me había enamorado: rebosante de energía, animado, lleno de entusiasmo infantil por probar el próximo aparato. Fue un día maravilloso, un dulce recuerdo que atesoro.

Después de una experiencia tan positiva, fuimos a la consulta del oncólogo en Houston, totalmente confiados en que el cáncer estaba en remisión. Sin embargo, ambos experimentamos la misma "tomoansiedad", el nerviosismo que se apodera de uno en las cercanías de la fecha de una tomografía. Todo el que ha padecido de cáncer alguna vez se siente nervioso y un poco preocupado cuando está próxima la fecha de la tomografía, incluso alguien que ha estado libre del mal durante diez años. Sin embargo, nos sentíamos muy seguros de que Randy saldría airoso. ¿Por qué no iba a lograrlo? ¡Se veía y actuaba con tanta salud!

Recuerdo que, mientras estábamos sentados en la sala de espera para ver al oncólogo, mirábamos discretamente a las otras parejas y familias. Estadísticamente, alguno de los que estaban en aquella sala de espera iba a recibir una mala noticia. Me pregunté quién sería. Por lo general, cuando un paciente y su ser querido salían de un salón de examen llorando quedamente, mirábamos a otro lado sintiendo un vuelco en el corazón. También recuerdo que pensé que no seríamos nosotros. No ese día. Era la única tabla de salvación a la que podía asirme.

Randy trabajaba en su ordenador portátil. Sabía que estaba preocupado, pero no lo expresaba. Finalmente nos tocó el turno. Randy guardó el ordenador en un segundo, se colgó la mochila en el hombro y se puso de pie. De regreso en el salón de examen, la enfermera lo sometió a un chequeo de rutina. Luego nos dejaron solos esperando al oncólogo. No puedo recordar de qué hablamos en aquellos últimos minutos de esperanza. Porque en eso vivíamos: en una burbuja de esperanza a punto de estallar. De repente, la curiosidad de Randy lo dominó y comenzó a leer los datos de su historia clínica, que la enfermera había dejado abierta en la pantalla del ordenador.

Tal vez fue mejor que descubriera la tomografía y viera los tumores que lo minaban en vez de que se lo dijera el médico. Tal vez esto le dio la oportunidad de ver con sus propios ojos, de saber —de enterarse realmente— que las células cancerígenas habían burlado todos nuestros tratamientos y se multiplicaban con rapidez. Ambos sabíamos que cuando el cáncer de páncreas hace metástasis, hay escasas esperanzas de que otros tratamientos detengan ese crecimiento. «Estoy frito, Jai» dijo, y comenzó a contar los tumores, aceptando la trayectoria que había tomado su vida. Una cura sería casi imposible, se nos había ido ese barco y con él nuestras esperanzas. Su mente aceptó lo que vieron sus ojos. Yo, por otro lado, salté de mi silla para mirar por encima de su hombro. Traté de encontrar algún error en los datos. «Es la tomografía vieja, no la de este viaje», le dije con prudencia.

Pero él me corrigió de inmediato: «No. Es la más reciente. Mira la fecha», y siguió mirando otros archivos en el ordenador para confirmar lo que pensaba. Le dije que necesitaba ir al baño y me escabullí por la puerta para buscar a la enfermera encargada del régimen de protocolo, a la cual le expliqué que Randy había estado curioseando en sus archivos electrónicos y le pedí que fuera a verlo enseguida, porque mi esposo creía que iba a morir. Pensé que la enfermera le aclararía las cosas. Deduje que no era un experto en aquel sistema de computación y no se podía confiar en su capacidad de leer esa información e interpretarla correctamente. Buscaba una explicación, pues no quería aceptar lo que había visto: puntos oscuros esparcidos por el hígado y el bazo de Randy. Tenía que haber un error, seguí pensando mientras me echaba agua en la cara y me lavaba las manos, para regresar al salón de examen esperando que la enfermera hubiera persuadido a Randy de su equivocación.

En vez de presenciar la situación que había esperado, me encontré con Randy y la enfermera sentados, con expresión de tristeza. Poco después, el oncólogo entró en la habitación y confirmó cautelosamente que Randy había acertado en la lectura de las tomografías. El cáncer había regresado con una agresividad que nunca había visto antes: nueve tumores en el hígado y tantos en el bazo que era imposible contarlos. Todo lo que podíamos esperar era de tres a seis meses de buena salud. Luego, comenzó a describir la estrategia de cuidados paliativos con Randy.

Mi mente giraba a toda velocidad para poder comprender el curso de los acontecimientos. No tenía claro en qué consistían los cuidados paliativos y el médico explicó que se concentrarían en retrasar el avance del cáncer para darle el mayor tiempo posible de vida a Randy, pero que habían desistido en su objetivo de erradicar el mal. No podía asimilar la idea de que mi esposo iba a perder la batalla, que un día bastante cercano ya no iba a flotar conmigo en un parque acuático, ni volvería a ganar un enorme animal de peluche. Nunca podré entender a cabalidad cómo Randy pudo aceptar la situación, su muerte, con tanta calma y tan rápidamente. Tal vez fue capaz de desconectar su intelecto de sus emociones con más facilidad que la mayoría. Tal vez debido a que era un ajedrecista excelente, excapitán del equipo de su escuela secundaria, y siempre estaba dos pasos por delante de la siguiente jugada. Hizo sus investigaciones, sabía las posibilidades estadísticas de varios progresos y situaciones de la enfermedad y comprendía que la recurrencia casi siempre termina en la muerte. Los pasos para lidiar con el cáncer de páncreas eran bien definidos. La primera regla era extirpar el cáncer por vía quirúrgica. La segunda era exterminar los millones de pequeñas células defectuosas que no dejaban de multiplicarse con quimioterapia tóxica y radiación. La tercera era poner los asuntos en orden si volvía a materializarse el cáncer. Randy había tenido éxito con la primera regla, pero fracasado con la segunda, lo cual daba como resultado la tercera. Era algo que tenía bien claro.

Pero yo no.

«¿Y no se puede hacer un trasplante de hígado, incluso el de un cerdo?», pregunté. Randy y el oncólogo movieron la cabeza negativamente. Ningún cirujano haría un trasplante después que el cáncer hiciera metástasis, porque para entonces el sistema circulatorio del organismo estaría inundado de células cancerígenas. Para que el trasplante fuera un éxito, había que reprimir el sistema inmunológico del paciente por un tiempo, durante el cual el cáncer invadiría otros órganos o tal vez el trasplantado. Al final sería una pérdida de recursos y de tiempo. Y el tiempo era algo precioso.

Creo que entonces comencé a llorar incontrolablemente. «¿No hay más nada que hacer?», pregunté con incredulidad, y comencé a sollozar de forma desolada y realmente bochornosa. El médico se sentó junto a mí y me tomó la mano. Fue la primera vez que tuvo algún tipo de contacto físico conmigo. Usualmente se sentaba frente al ordenador después de examinar a Randy y consultaba los resultados del laboratorio que estaban en la pantalla. La conversación se mantenía en el dominio de la técnica. Pero de repente nuestro oncólogo demostró cuán bueno era realmente: se nos manifestó en su lado compasivo, reconfortándome con voz pausada y suave, y explicando lo que la ciencia médica podía ofrecerle a Randy, quien, de pie, nos miraba, como observador de aquella escena. El desastre emocional lo sufría yo y no mi esposo, cuando era él quien iba a morir. Allí estaba, hecha pedazos, sollozando y moqueando. El cáncer me había vuelto a sorprender.

Cuando salimos del salón de examen y entramos en la sala de espera, ya había controlado mis emociones, pero mi rostro no podía ocultar la mala noticia que acabábamos de recibir. Randy y yo nos apoyamos uno en el otro, tomados de la mano, mientras pasábamos junto a nuestros camaradas en la guerra contra el cáncer.

Una semana después de salir de Houston con nuestros corazones y espíritus destrozados, estaba en Virginia buscando casa con mi hermano. Era a mediados de agosto de 2007. Pusimos inmediatamente en efecto el plan de emergencia, aunque me aterraba mudarme y dejar atrás buenos amigos y sólidos lazos comunitarios. Antes de abordar el vuelo de regreso a casa al final del día, había hecho una oferta en una casa, pero las negociaciones no prosperaron y seguimos viendo otras más.

En veinticuatro horas regresé a casa con una vivienda bajo contrato y con la matrícula de Dylan en una escuela pública local. Ahora nos quedaba menos de un mes para empacar nuestras vidas y mudarnos, para que Dylan pudiera comenzar sus clases de preescolar justo después del Día del Trabajo.

Teníamos muchas cosas pendientes de las que ocuparnos en Pittsburgh, y la venta de nuestra casa era sólo una de ellas. Los amigos nos ofrecieron ayuda de muchas maneras. Un exalumno muy generoso de Carnegie Mellon compró nuestra casa y la donó a la Universidad, lo cual nos proporcionó tiempo y dinero. Otros se ofrecieron voluntariamente para empacar todas nuestras pertenencias antes de que llegara el camión de mudanzas. La escuela en la que había matriculado previamente a Dylan nos devolvió el dinero que habíamos pagado para cubrir el próximo curso. Por su parte, teníamos que cancelar o cerrar el servicio de electricidad, gas, teléfono, agua, recogida de basura y nuestras cuentas de cheques y de ahorros. En medio de aquel caos, con tantos detalles de qué ocuparse, nos olvidamos del verdadero significado del desplazamiento: Randy iba a morir.

En aquellos días los niños creían que nos mudábamos a Virginia para estar más cerca de la familia. No les dijimos que había vuelto el cáncer, porque la Dra. Reiss nos había advertido que no lo hiciéramos hasta que Randy pareciera enfermo. Los niños tienen un sentido del tiempo diferente al de los adultos. Dylan, Logan y Chloe podían conceptualizar en términos de hoy, esta noche y mañana. Si les decíamos cuánto esperábamos que viviera Randy, pensarían que iba a morir hoy, esta noche o mañana. Algo parecido a cuando llegaba el primero de diciembre, y, durante los veinticuatro días restantes, los niños preguntaban: «¿Todavía no es Navidad?». Por tanto, como no quisimos preocuparlos ni someterlos a un estrés excesivo, actuamos como si nuestra mudanza fuera una decisión maravillosa para vivir más próximos a la familia.

Hice una lista de cosas pendientes para no olvidar nada, pero, con toda seguridad, tenía algunos defectos. El día de empacar fue una pesadilla logística. Quince personas se presentaron en casa, agarraron cajas, cinta adhesiva y marcadores, y se dieron a la tarea de ayudar, mientras yo corría de habitación en habitación para responder preguntas y resolver problemas. Estábamos peligrosamente faltos de cajas, y yo llamé varias veces a la compañía de mudanzas para preguntarles cuándo nos traerían algunas más. Cada vez que llamaba, me aseguraban que el camionero estaba a punto de llegar a casa. La mayoría de los voluntarios tenían que marcharse a la hora del almuerzo para volver al trabajo, y sin ellos no podría terminar de empacar antes de que el camión de mudanzas hiciera su aparición al día siguiente.

Para colmo, a Dylan le dio fiebre y tuve que ponerlo a descansar en el dormitorio trasero para que nadie lo molestara. Nuestra niñera se llevó a los otros dos niños para que no sufrieran ningún percance en medio de tanta gente y actividad.

Mientras nuestros amigos y colegas empacaban nuestras posesiones mundanas, Randy había ido a la consulta del oncólogo para someterse a su primera ronda de quimioterapia paliativa con gemcitabina, y en medio del caos del empaque me llamó para decirme que su conteo de leucocitos estaba bajo, o sea, que tenía mayor susceptibilidad a infecciones y enfermedades. «¿Crees que debo someterme a la quimioterapia que me va a bajar aun más el conteo de leucocitos, o espero a llegar a Virginia para hacerlo?», me preguntó. Sentí que el cerebro se me derretía ante tanto estrés y presiones. Sabía que Randy sufriría una reacción negativa al medicamento, y como teníamos que emprender un viaje de dos horas por carretera a la mañana siguiente, necesitaba que pudiera conducir su auto a Virginia. Además, teníamos un niño enfermo, lo cual podría ser un factor de riesgo para Randy en condiciones de debilidad. «Esperemos a llegar a Virginia», le respondí, sin hablarle de todo lo que estaba ocurriendo en casa. Tenía que enfocarse en retrasar el crecimiento del cáncer. Así volví a las faenas de empacar con mi equipo y a mi hijo enfermo, y llamé una vez más a la compañía de mudanzas para conseguir las cajas que faltaban antes de que perdiera a mis ayudantes y mi cabeza. Había demasiados factores ajenos a mi control, y traté de doblarme como un junco azotado por el viento y hacerle frente a la fuerza que tenía en contra.

De esa manera creé una pauta: hacerme cargo de los detalles de nuestra vida cotidiana, mientras Randy se concentraba en ganarle más tiempo a la muerte. Habíamos pasado un verano adorable interactuando como familia en la que había un padre sano, pero luego tuvimos que entrar en una dinámica diferente. Fui convirtiéndome poco a poco en la cabeza del núcleo familiar, tomando la mayoría de las decisiones por mi cuenta, contrariamente a otros tiempos en que Randy y yo formábamos un equipo. Tenía que asumir las riendas y confiar en mi buen juicio. Era el comienzo de un camino largo y solitario para ambos. En breve, el trayecto de Randy no sólo llevaría a consultar con varios oncólogos de la Costa Este, sino que también adoptaría un giro sorprendente después de su última lección, ahora famosa, en la Universidad Carnegie Mellon el 18 de septiembre de 2007. Mucho nos aconteció en un año. Pero aún nos esperaban más experiencias inesperadas y difíciles.

8

La magia de *La última lección*

IENTRAS SEGUÍA SOMETIDO A TRATAMIENTOS para combatir el cáncer, Randy fue invitado a participar en una serie de conferencias llamada Journeys en la Universidad Carnegie Mellon, en las que se les pedía a los profesores que hicieran un recuento de sus vidas y carreras y compartieran lo aprendido con sus colegas y alumnos. Cuando aceptó la invitación, ninguno de nosotros sabía que el cáncer regresaría un mes antes de la charla programada. Randy no había avanzado mucho en la preparación de la conferencia durante el tiempo del tratamiento. En la medida en que se acercaba la fecha, el planificador del evento comenzó a enviarle apremios corteses, pidiéndole el título de la charla y un resumen de la misma.

Recuerdo el momento en el que a Randy se le ocurrió la idea de su conferencia. Estábamos en el Centro Médico Johns Hopkins en agosto de 2007, esperando los resultados de la biopsia que le hicieron de la metástasis hepática que acababan de descubrirle. Randy trabajaba en su ordenador cuando se volvió hacia mí y dijo que ya sabía cuál sería el tema de su charla: los sueños de su niñez, algo que se convirtió en piedra angular de la conferencia: "Cumple de verdad tus sueños de infancia"*. Mientras permanecíamos en aquella sala de espera estéril y mal iluminada, Randy escribió el resumen de su charla en cuatro oraciones:

> Casi todos tenemos sueños de infancia. Por ejemplo, ser astronautas, o ganarse la vida haciendo películas o videojuegos. Lamentablemente, la mayoría no los hace realidad, y creo que es una pena. Yo tuve sueños de infancia específicos, y he cumplido buena parte de ellos. Pero lo más importante es que he encontrado maneras... de ayudar a muchos jóvenes a hacer realidad sus sueños de infancia.

En la medida en que su idea iba cobrando forma, me explicaba que pudo ver el papel que los sueños de su infancia habían desempeñado en su vida y las numerosas lecciones que había aprendido de las experiencias resultantes. Además, se había dado cuenta de la poderosa recompensa emocional que había tenido ayudar a que sus alumnos y otras personas hicieran realidad sus sueños. Fue un diálogo sorprendente de quince minutos en el que me hablaba y escribía sus pensamientos, mientras yo veía cómo su cerebro funcionaba y cómo iba armando la estructura de su conferencia. Inmediatamente después nos llamaron a la sala de examen, en la que el médico y el patólogo confirmaron que los tumores en el hígado de Randy eran producto de la metástasis del cáncer de páncreas. Con aquella confirmación supimos que la enfermedad iba a provocarle la muerte. El resumen que había redactado media hora antes sería literalmente "su última lección".

La Universidad Carnegie Mellon no consideró la charla de Randy en la serie de conferencias Journeys como su última lección,

---

*Ob. cit. página 33. [N. del T.]

ni le dio promoción al hecho de que padeciera un cáncer terminal. Pero todos lo sabían por el blog acerca del estado de su salud que mantenía Randy y su popularidad como profesor. La comunidad universitaria se interesó y se solidarizó con su enfermedad desde el principio. Un interés que no había mermado. Por el contrario, se había incrementado en los doce meses de batalla contra el mal. El organizador de la Universidad reservó el auditorio principal para la conferencia de Randy en espera de una gran concurrencia. Y la Universidad no sólo le dio publicidad a la conferencia en el campus, sino que también se puso en contacto con los exalumnos de Randy, con colegas de otras universidades y colaboradores del sector. Aun así, Randy no pensaba que asistieran tantas personas como para ocupar las 450 butacas del salón. Sin que lo supiéramos, la noticia de la conferencia de Randy se propagó ampliamente. La Universidad también se puso de acuerdo con la Universidad de Brown y la de Carolina del Norte–Chapel Hill, para que la conferencia se transmitiera por Internet en sus departamentos de Ciencias de Computación.

Mientras la Universidad se preparaba para la conferencia de Randy, ambos nos mudábamos de Pittsburgh a Chesapeake, Virginia, para estar más cerca de mi familia. Randy ayudó a desempacar un rato y luego se fue a trabajar en su charla en el ordenador, escaneando innumerables fotografías que convirtió en otras tantas diapositivas para su presentación en PowerPoint. Se proponía usar una foto o algunas secciones selectas de una diapositiva cuando hablara. Nunca llegó a redactar exactamente lo que iba a decir, más bien miraba cada diapositiva y seguía fluidamente su charla como si la tuviera escrita en la mente. Y cuando le tocó estar de pie ante cientos de personas, nunca perdió su confianza ni su lugar en la charla. Mientras la conformaba, yo era su caja de resonancia, escuchándolo acometer varias historias de diferentes maneras. Recuerdo una en particular acerca de un conflictivo administrador académico con el cual tuvo varios encuentros, e incluso se proponía mencionar su nombre real. Le sugerí que usara Dean Wormer, el nombre del malvado decano académico de la película Animal House, como alternativa cómica. A Randy le gustó la idea y la usó en su charla. Me intrigaba saber cómo todas sus historias se coordinarían en la conferencia final, pues sólo las había escuchado de forma fragmentaria, no de principio a fin.

Cuando Randy se preparaba para viajar de Virginia a Pittsburgh, ya había acumulado más de trescientas diapositivas. Además, había pensado cuidadosamente en recursos escenográficos como animales de peluche, disfraces y su camiseta Imagineering para lograr el máximo efecto. Era un orador magistral con una forma mágica de conectar con su público. Se la pasaba reorganizando y borrando diapositivas continuamente, por lo que la charla siempre estaba en proceso. En el fondo de mi alma, quería escuchar el producto terminado, pero nuestra mudanza reciente y la casa a medio organizar me reclamaban a gritos. Sabía que iba a hacer un buen trabajo, pero ya había asistido antes a un par de esas charlas, compuestas usualmente por un pequeño grupo de amigos del conferencista, sus alumnos y tal vez otros profesores, y no esperaba que la suya fuera muy diferente.

Me resultaba difícil encontrar una justificación para dejar a los niños a pocas semanas de habernos mudado. En los últimos diez días, desempaqué la mayoría de las cajas y me las arreglé para colocar las cosas en su lugar y organizar a medias nuestra nueva casa, mientras Randy escaneaba fotografía tras fotografía para ilustrar los temas de su presentación. Estábamos buscándole una escuela de preescolar a Logan, pues se nos había vencido el plazo de matrícula, lo cual nos dificultaba encontrar un programa con espacio disponible. Chloe era aún demasiado pequeña para entrar a preescolar, lo cual equivalía a que necesitaría encontrar una niñera para poder seguir ayudando a Randy. Además, nuestra casa era un desastre, reflejo de mi propio y caótico estado mental, y acaparaba enormemente mi atención. Había cajas amontonadas por todo el comedor y el garaje.

Varios amigos y familiares vinieron para ayudarnos a desempacar. Ruby, la hermana de Randy, y Brian, su esposo, pospusieron su mudanza a China y vinieron a Virginia para darnos una mano con los niños y las cajas. Mientras las cosas se iban organizando, Randy continuó las sesiones de quimioterapia paliativa. Conocimos a Michael Lee, un oncólogo local que estuvo dispuesto a colaborar con nosotros y nuestro especialista en Houston.

Al mismo tiempo, comencé el proceso de buscar una niñera para que me ayudara a cuidar los niños. Laura O'Malley, nuestra aya y ángel de Pittsburgh, se ofreció para quedarse con nosotros unas semanas hasta que encontráramos a alguien local. Los niños adoraban a Laura y a su perro Floyd. Laura tenía una forma increíble de inducirlos a portarse bien o a recoger sus juguetes por medio de juegos atractivos. Pero no era razonable abusar de su bondad por más tiempo. Aunque encontrar a alguien que la sustituyera parecía casi imposible, finalmente nos enteramos que una joven buscaba un cambio de profesión y podría ayudarnos hasta determinar qué otra cosa quería hacer con su vida. Su nombre era Rachel Paige, y resultó ser una de las personas más bondadosas que he conocido. Los niños se acostumbraron a ella inmediatamente y, al igual que Laura, Rachel se convirtió en otro miembro de nuestra familia.

Pero, a pesar de toda la ayuda de amigos y familiares con la que contábamos, no acababa de adaptarme al cambio súbito que había dado nuestra vida. Quería armar mi pequeño refugio y vivir aquellos últimos meses con Randy mientras se sintiera bien, y alejar el mundo exterior con sus exigencias de tiempo y atención. Quería que creáramos recuerdos para que nuestros hijos los conservaran toda la vida. En mi opinión, nada importaba más. Nada. Pero mi esposo no veía el fin de su vida de la misma manera. No estaba en sus planes quedarse en casa y morir tranquilamente. Aún tenía mucho que vivir.

Una vez más, tuve que tomar una decisión difícil. Reconocí que para Randy era un acontecimiento vital, independientemente de cuántos fueran a escucharlo, o el estado en que estaba nuestra nueva casa. Pero las presiones para organizar nuestras vidas, para que nuestros niños adoptaran una rutina y la necesidad de ayudarlos a adaptarse a su nuevo entorno y estar juntos como familia eran argumentos convincentes para quedarnos en casa. Randy y yo encontramos un punto de concordancia: él viajaría a Pittsburgh el día antes de la conferencia y yo le seguiría en la mañana que se realizaría. Estaríamos sólo una noche, y regresaríamos al día siguiente en el primer vuelo.

Recuerdo que en la mañana del 18 de septiembre de 2007 miraba por la ventanilla del taxi mientras trataba de reconocer a las personas que caminaban por Forbes Avenue, cuando me dirigía a almorzar con Randy y sus amigos en Il Valletto, su restaurante favorito, a escasa distancia de la Universidad. En cuanto lo vi me di cuenta inmediatamente de que estaba exhausto. Me explicó que había estado despierto toda la noche tratando de poner en orden las diapositivas, reorganizando las historias y la forma en que se desarrollaría la conferencia. Me preocupaba que le faltara la energía física para estar de pie durante una hora. Por eso, al término del almuerzo, regresamos al campus y pedimos prestada una oficina con sofá para que Randy pudiera acostarse y descansar antes de la hora de inicio de la charla. En cuanto se acomodó, mi esposo me pidió que fuera a tomar café con algunos antiguos colegas, asegurándome que estaría bien y que nos veríamos en el auditorio. Lo conocía demasiado para saber que quería disponer de algún tiempo para pensar. Estiró sus seis pies de estatura para acomodarse en el sofá, visiblemente fatigado. Moviendo la cabeza, cerré la puerta y pensé que Randy estaba forzándose hasta el límite. Me pregunté por qué lo hacía, por qué quería dar tanto de sí ante una audiencia de treinta personas. Habíamos bromeado acerca de la cantidad de personas que asistirían. Cleah Schleuter, la organizadora logística tras el telón, le aseguraba continuamente a Randy que hablaría a sala llena, no sólo en Pittsburgh, sino también ante los departamentos de Ciencias de Computación de varias universidades.

Así las cosas, al arribar al auditorio University Center, mi sorpresa fue doble. Primeramente, la fila para entrar a la conferencia se extendía por el largo pasillo hasta llegar al vestíbulo y continuar fuera del edificio. Al verme, Cleah me franqueó la entrada al auditorio mientras los demás esperaban a que abrieran la puerta. Mientras descendía por los escalones hacia la primera fila, pude ver a varios invitados prominentes en sus asientos, entre los que se encontraban antiguos alumnos, algunos de los cuales vinieron desde California; profesores de Carnegie Mellon, la Universidad de Virginia, Brown y la Universidad de Carolina del Norte—Chapel Hill; y colegas con los que Randy había trabajado, algunos de Walt Disney Company y Electronic Arts. Randy trabajó con Walt Disney Imagineering Virtual Reality Studio en 1995 y con Electronic Arts en 2006. No sólo cada asiento estaba ocupado, sino que había público en los escalones. Además, como la conferencia de Randy se iba a transmitir en vivo, los salones adicionales que se prepararon también estaban repletos.

Mi segunda sorpresa se produjo cuando vi a Randy subir al podio. No parecía exhausto ni débil como había estado una hora antes. Por el contrario, se veía... normal, como un profesor común y corriente listo para dar una charla. Arregló los cables y demás objetos y miró atentamente su ordenador para asegurarse de que funcionaba. Sin embargo, no hizo contacto visual con el público. Tampoco saludó a sus amigos ni advirtió mi presencia en primera fila. Consideré que aquellas acciones eran producto del nerviosismo. Tal vez se sentía presionado para una conferencia magistral ante el Dr. Andy Van Dam, quien fuera su mentor en los años universitarios y quien se encontraba en el salón. Tal vez era la realidad del momento —la última vez que estaría en un podio (hasta donde podía colegir) y hacer lo que tanto le gustaba— le abrumaba. Pero, fuera lo que fuese, logró sacárselo de la mente, conjuntamente con cualquier otra duda persistente que pudiera tener. Randy terminó de verificar el funcionamiento del ordenador y salió del podio hasta que llegó la hora de comenzar.

Después de la introducción, a cargo de Steve Seabolt, su amigo y colega de Electronic Arts, Randy subió al podio y se hizo la magia. Fue maravilloso verlo reanimado, con su ingenio ágil, su humor negro y mordaz, sus breves gestos de satisfacción, sus sonrisas. ¿De dónde había sacado tal energía? Un par de horas atrás se había acostado en el sofá de la oficina como si necesitara dormir durante una semana, y ahí estaba, ¡haciendo lagartijas! ¡Qué regalo nos dio Randy ese día, en esa hora! ¡Y cuánto ganó a cambio! Me sentía muy feliz de que hiciera realidad su sueño y diera una conferencia. Desde mi asiento pude ver cómo disfrutaba de su papel de conferencista, y apreciar la reacción del público ante sus historias y lecciones.

Cleah me tomó desprevenida cuando trajo rodando una mesita con un pastel de cumpleaños. Randy decía siempre que uno de sus sueños era hacer felices a los demás y hablaba de cuán importante era reconocer los sacrificios de otras personas que nos ayudaron a alcanzar nuestros objetivos. Y como tuvo que viajar temprano el día de mi cumpleaños, quería reconocer públicamente el tiempo juntos al que yo había renunciado para estar allí ante aquel podio. Luego, me cantó "Feliz cumpleaños" con los cientos de personas allí presentes. En aquel momento mi corazón se llenó de emoción por el hombre que había hecho mi vida tan maravillosa, y compartí un amor que resultó más grande de lo que había sentido jamás. Pero al mismo tiempo me entristeció sobremanera saber que iba a perderlo pronto. «No te mueras, por favor», le dije, mientras lo abrazaba en el podio. «Ya no va a haber más magia en mi vida». Porque él era mi hombre mágico. Sin él, pensaba que ya no nos ocurriría nada especial ni divertido a mí o a los niños. El público, puesto de pie, le dio una gran ovación a Randy. Después se sentó en el atrio donde recibió a las personas que hacían fila para hablar con él. Y posteriormente, fue a cenar con un pequeño grupo de personas compuesto por su equipo de investigación, exalumnos y colegas.

Por el momento no iba a desaparecer la magia, sino que más bien adoptó un tono irreal. En YouTube se colocó un video de la conferencia, y se convirtió en una sensación en Internet. En breve, Randy comenzó a recibir llamadas de productores de importantes cadenas de televisión invitándolo a participar en sus programas y noticieros.

Una mañana, a fines de septiembre, Logan y yo salíamos de un preescolar local que acabábamos de visitar cuando sonó mi celular. Era Randy, lleno de entusiasmo ¡porque lo habían invitado a ir al programa Good Morning America con Diane Sawyer! Y ahí comenzó a planificar la logística de un viaje con la familia a la Ciudad de Nueva York para que todos pudiéramos estar en el estudio. Inmediatamente mi cerebro comenzó a tropezar con múltiples detalles: ¿Qué ropa llevarían los niños a un programa de televisión nacional? ¿Necesitarían un corte de cabello? ¿Adónde iríamos los niños y yo mientras Randy estuviera en el estudio? Randy no le prestó atención a los dos primeros problemas y me explicó que tendría que controlar a los niños en un estudio de televisión lleno de cámaras y cables mientras él se sentaba en una cómoda butaca a hablar con Diane Sawyer. ¿Cóoomoooo? Una situación demasiado propensa al desastre. Ya me imaginaba tratando de mantener quietos a tres niños para que su padre no se distrajera mientras hablaba en vivo por televisión. No tenía que ir muy lejos: hacía poco me había visto obligada a reñir con los niños mientras tomábamos fotografías familiares formales al aire libre. Una experiencia que me dejó sin aliento y al límite de mi paciencia con ellos. Por supuesto, ¡no quería pasar por una situación similar ante las cámaras de televisión! Le dije a Randy que volara solo a la Ciudad de Nueva York a su entrevista, y nosotros lo veríamos en el televisor.

Su presencia en Good Morning America fue la primera de varias experiencias increíbles como resultado de la conferencia. En muchas ocasiones opté por quedarme en casa con los niños, cumpliendo con las tareas cotidianas domésticas y la crianza de los chicos. Entretanto, Randy conversó con Oprah Winfrey y el Dr. Oz, dictó una conferencia en la Universidad de Virginia sobre el manejo del tiempo, y estuvo unas horas compartiendo y jugando fútbol con los Pittsburgh Steelers, cortesía de ABC News y Diane Sawyer. Me entusiasmaba que disfrutara de esas oportunidades extraordinarias, y de que su última lección hubiera tenido tal resonancia en la gente. Pero, al mismo tiempo, quería que dedicara más energía a nuestros hijos.

El trabajo y la vida hogareña siempre habían constituido un equilibrio continuo y conflictivo para ambos. Cuando éramos novios podía llamar a Randy cualquier medianoche de la semana y encontrarlo en el laboratorio. Después de casarnos y tener hijos, Randy regresaba a casa a cenar y se quedaba allí hasta que se durmieran los niños, para luego regresar al laboratorio o trabajar en su ordenador hasta las doce de la noche. El entusiasmo e interés generados por su conferencia se transformaron en un nuevo y absorbente resquicio de tiempo, como lo habían sido sus alumnos y su investigación antes de la enfermedad. Yo codiciaba cada minuto que compartíamos con Randy, y abominaba las nuevas exigencias impuestas a su tiempo, especialmente aquellas que lo alejaban de la casa y de nuestros hijos. Randy y yo negociábamos constantemente el equilibrio entre sus obligaciones externas y nuestra familia.

Al igual que ante otros problemas que enfrentamos en nuestro matrimonio, Randy y yo hablábamos honesta y abiertamente acerca de lo que sentíamos. Yo seguí queriendo que mi esposo dedicara todo su tiempo a nuestra familia. Randy, por su parte, deseaba aprovechar la oleada de interés despertado por su conferencia, hacer que más personas escucharan y se beneficiaran con su charla, y disfrutar nuevas e interesantes experiencias. Como tuve que aceptar que era su vida la que se acababa, y que debía concluirla como quisiera, no me quedó más remedio que inventar una forma de apoyar a Randy y acompañarlo en los viajes, o participar en las cosas que consideraba importantes, manteniendo a la vez una rutina y una vida normal para nuestros hijos.

En el otoño de 2007, los niños no se habían enterado aún de que el cáncer de su padre había vuelto después de su operación y los tratamientos, y que se había propagado por diferentes partes de su cuerpo, e ignoraban que el tiempo de Randy era muy limitado. Quise llevar a cabo una vida que les pareciera normal en todos los sentidos, para que no adivinaran por nuestras acciones que algo andaba mal. Por ejemplo, no íbamos a comer bistec y langosta todas las noches como si fuera la última cena de Randy, asimismo tampoco iríamos a todos los sitios que nunca había visitado ni visitaría jamás. En muchas ocasiones me sentí culpable de ocultarles a los niños el verdadero estado de salud de su padre, pero entonces recordaba que no tenían la capacidad de soportar el estrés de saber que su padre estaba a punto de morir. Tuve que barajar dos necesidades diferentes: el deseo de Randy de vivir su vida plenamente antes de que el cáncer extinguiera toda su energía; y la gran demanda de interacción de los padres que tienen los niños.

¿Cómo se pueden balancear las tareas escolares, los quehaceres hogareños, los juegos de fútbol, las fiestas de cumpleaños y las conversaciones con los reporteros, los encuentros con los fotógrafos, las comparecencias en la televisión nacional y la actuación en una película de Hollywood? Al menos a mí no me pareció un estilo de vida normal, ni tampoco algo a lo que estábamos acostumbrados. No sabía cómo explicarles a nuestros hijos cuando un fotógrafo y su equipo venían a casa a las seis de la mañana para una sesión, o cuando el camarógrafo de una importante cadena nos seguía por todo Disney World filmando en video nuestras experiencias y recuerdos del viaje. En vez de tratar de justificar o explicar la presencia del camarógrafo y su equipo, sólo les presentaba la información como un hecho y no les daba ninguna explicación detallada. Como eran tan pequeños, los niños ni siquiera me preguntaban. Y si lo hacían, les respondía que papi había escrito un libro que les había gustado a muchas personas. Una respuesta lo suficientemente satisfactoria como para que se dedicaran a otros intereses. A Randy no le preocupaba cómo interpretarían esos acontecimientos, pues se enfocaba en aprovechar cada momento feliz que pudiera en el tiempo que le quedaba. Y yo quería compartirlo con él.

Aprendí a evaluar cada oportunidad que se le ofrecía a Randy y a decidir si era o no esencial que yo fuese con él. Él me había dicho varias veces que quería que viera Magic Castle, un club de Los Ángeles al que sólo pertenecen los magos, quienes practican allí sus trucos y actos de prestidigitación, y hacen espectáculos para sus colegas e invitados. En el otoño de 2007, Randy y yo fuimos a Magic Castle con dos amigos y nos divertimos como nunca antes. A Randy le agradó que yo disfrutara tanto como él pensaba.

Durante ese mismo viaje a la costa oeste, Randy vio hacerse realidad otro de sus sueños, cuando J. J. Abrams, director de Hollywood, lo invitó a Los Ángeles, para que se pusiera un uniforme de Star Trek y encarnara el papel de un alférez en una nave de Star Fleet. Precisamente, uno de sus héroes de la infancia había sido el Capitán Kirk del programa de televisión de los sesenta. Aunque no sería el capitán, estar en el puente de mando de una nave como un oficial de Star Fleet era suficiente como para sentirse en la luna.

Tuvo que estar doce horas en el estudio de filmación (mejor dicho, en el mundo de Star Trek) hablando con J. J. Abrams, almorzando con el equipo y desplazándose en un carrito de golf para ir y regresar del remolque de preparación que le asignaron. Fue una experiencia sorprendente. Mientras estaba sentado ante la consola de la nave, yo recorría la zona detrás de cámara para saber qué hacían los que filmaban una película. Me sorprendió ver cuántas veces tenían que repetir la misma secuencia una y otra vez, hasta que finalmente les satisfacía la trigésimo segunda toma. Conocí a los diseñadores de vestuario y vi cómo cortaban los patrones y creaban los uniformes. También vi a los maquilladores y peluqueros en acción cuando le cortaron el cabello a Randy y le incorporaron patillas a su nuevo corte de pelo. En el estudio, el responsable de sonido me hizo ponerme los auriculares mientras hablaban los actores. También me senté con el equipo mientras el director revisaba diferentes tomas y decidía qué hacer en la siguiente. Pero la mayor parte del tiempo me senté en una silla alejada de la filmación a tejer un suéter. Al final del día, Randy y yo tuvimos otra perspectiva de los directores, actores, actrices y el gran número de personas que trabajaban tantas horas y dedicaban tanta energía a hacer una película. También fue maravilloso ver cómo Randy hizo realidad su sueño y se olvidó de los retos que traería el mañana. Disfrutó intensamente cada momento de esa experiencia, saboreando y apreciando cada segundo.

En medio de las entrevistas sobre su conferencia y las oportunidades únicas como ser parte del grupo de extras en una película de Hollywood, Randy conversó con un periodista y exalumno de Carnegie Mellon, Jeffrey Zaslow, quién asistió a la conferencia. Jeff le sugirió que usara la conferencia como plataforma de lanzamiento y escribiera un libro acerca de las lecciones que había aprendido en su vida. Yo ya le había dicho que lo hiciera y le diera el nombre de "El manual", sugiriéndole que usara las doscientas diapositivas que no utilizó en la charla. Randy era un orador maravilloso y un narrador dotado, pero detestaba escribir, por lo que la idea de hacer un libro no le apetecía. Sin embargo, como Jeff se responsabilizaría del texto como coautor, Randy aceptó. Jeff y Randy dividieron el trabajo de acuerdo a sus destrezas: Randy hablaría y Jeff escribiría. Era la alianza perfecta y Randy disfrutó de las conversaciones con Jeff. Cada día, por espacio de una hora, Jeff le hacía preguntas a Randy y anotaba sus respuestas e historias. En el libro, cada historia era una lección de su vida que Randy quería transmitirles a nuestros hijos, sabiendo que no estaría presente cuando fueran lo suficientemente grandes para comprender. El libro salió a la luz en abril de 2008. Randy, Jeff y yo nos quedamos sorprendidos con el fenómeno editorial que llegó a ser. Las ventas, conjuntamente con nuestra prudencia financiera, suponían que no tendría que preocuparme por el dinero mientras vivía mi duelo y criaba a tres niños pequeños. Un regalo enorme e inesperado. Al igual que su conferencia, que se propagó velozmente por Internet y fue vista millones de veces en YouTube, el libro emocionó al público nacional y extranjero. Las repercusiones de la conferencia despertaron el interés de la prensa del país, de Good Morning America y The Oprah Winfrey Show, por ejemplo. Además alcanzó el primer lugar en la lista de libros más vendidos que compila The New York Times. "Un profesor moribundo escribe un libro sobre la vida", así lo describió de forma sensacionalista. Con frecuencia me han preguntado por qué *La última lección* ha tenido tal resonancia en los lectores. Creo que se explica por la honestidad y la perspectiva positiva de la vida que tuvo Randy. Sus historias le muestran al lector cómo nuestras acciones y nuestro trato hacia los demás ejercen un impacto poderoso en la estructura de nuestras vidas. Un mensaje que nos ayuda a ser fuertes, y que espero compartir con nuestros hijos cuando tengan edad suficiente.

Aunque la atención de la prensa y las aventuras magníficas le aportaron más estrés al hogar, Randy y yo pudimos fortalecer nuestra relación y profundizar nuestro amor interesándonos en lo que resultaba importante para ambos y para nuestra familia. Eso nos ayudó a enfrentar los tiempos más difíciles por venir. Aun así, tuve que buscar un equilibrio que me funcionara. No quería que la muerte ensombreciera e influyera cada paso que daba, aunque tampoco trataba de ignorar el estado de Randy. Creo que Randy se esforzó realmente para dedicarles tiempo a nuestros hijos, aunque no lo organizó con tanta exactitud como yo hubiera deseado. Habría preferido que hubiera estado con ellos las 24 horas de todos los días de la semana.

Randy trató de minimizar el impacto de los medios en nuestra familia, y solicitó públicamente que no se hablara de su cáncer delante de los niños o que no se conversara del tema con los reporteros. Quería dejarles recuerdos a nuestros hijos tales como ir a Disney World y que un camarógrafo grabara la experiencia como un regalo para ellos en el futuro. En breve, demasiado pronto, Randy no tendría energía para otras aventuras. El cáncer reclamaría lo que era suyo. Hasta ese momento, habíamos recurrido a los oncólogos para abrirnos paso en la batalla contra el cáncer. Pero luego tuvimos que conocer a otra defensora increíble: nuestra enfermera para pacientes terminales.

9

Retos específicos que enfrentan quienes cuidan de otros

VIAJAMOS A NUEVA YORK LA ÚLTIMA SEMANA de febrero de 2008 en busca de un nuevo tratamiento potencial para repeler las implacables células del cáncer de páncreas que hubieran burlado medicamentos de quimioterapia como gemcitabina, Tarceva, Erbitux y Avastin. Por esa razón el cáncer es tan difícil de vencer: esas células mutadas genéticamente no sólo siguen reproduciéndose, sino que también evolucionan para sobrevivir en un ambiente hostil cuando el sistema inmunitario del organismo y las quimioterapias tratan de eliminarlas. Con cada nueva generación de células cancerígenas, el paciente y el médico tienen que buscar otro tratamiento para atacarlas en un punto débil diferente. Incluso mientras Randy estaba sometido a terapia, investigábamos el próximo tratamiento potencial en un esfuerzo por estar siempre un paso adelante. También teníamos que recordar que el organismo de Randy se debilitaba cada vez más a causa de los efectos del cáncer, así como de la toxicidad de la quimioterapia, la cual no sólo elimina las células dañinas sino también las saludables. No bastaba que el medicamento fuera efectivo en la eliminación de las células del cáncer de páncreas.

También debía contar con efectos secundarios tolerables para que Randy pudiera seguir disfrutando de una calidad de vida aceptable. Consultamos con varios oncólogos (nuestro especialista local, el oncólogo con el que trabajamos en Houston y el cirujano de oncología que conocimos en Pittsburgh y extirpó el tumor original) y analizamos sus diferentes sugerencias de terapia, en busca de sus aspectos positivos y negativos. El Dr. Michael Lee, de Virginia Oncology Associates, el Dr. Bob Woolf, de MD Anderson Center y el Dr. Herbert Zeh, del Centro Médico de la Universidad de Pittsburgh fueron increíblemente generosos al compartir con nosotros su tiempo y sus conocimientos. Una vez nos reunimos incluso con el Dr. Zeh un domingo para que pudiera revisar los resultados más recientes de las pruebas de laboratorio que le había hecho a Randy y diera su opinión acerca de cómo había que proceder después. Ni el Dr. Zeh ni el Dr. Woolf nos cobraron jamás por sus servicios.

El Dr. Woolf nos presentó al Dr. Daniel Von Hoff, un reconocido oncólogo especializado en cáncer de páncreas radicado en Arizona en el Translational Genomics Research Institute (TGen). El Dr. Von Hoff recomendó que Randy le enviara muestras de tejido del tumor a su centro de investigaciones, donde sus científicos harían la secuencia del genoma de las células cancerígenas de Randy para determinar qué medicamentos contra el cáncer aprobados para su uso tendrían un efecto más potente. Gracias al trabajo de TGen nos enteramos de que el organismo de Randy no fabricaba la enzima SPARC y por tanto no podía procesar el Abraxane, el cual, usado con la gemcitabina, ha tenido tanto éxito en la salvación de vidas.* Esta información, aunque fue decepcionante, resultó de gran importancia porque identificamos un medicamento

---

* "Abraxane in Combination with Gemcitabine Increases Survival in First-Line Treatment of Advanced Pancreas Cancer in Phase I/II Study," *Medical News Today*, abril 20, 2010, www.medicalnewstoday.com/articles/185903.php.

sin efectividad en el tratamiento de Randy y nos ahorró tiempo, dinero y tristezas. Si Randy hubiese tomado el Abraxane, habría tenido que ingerir el medicamento durante tres meses hasta que el diagnóstico por imágenes revelara que no era efectivo en impedir el crecimiento del cáncer. Nosotros (o mejor, nuestro seguro médico) habría desembolsado miles de dólares en los tratamientos. Pero más importante aun era que el cáncer habría tenido un tiempo precioso para crecer y propagarse sin control. Gracias a lo detectado, podíamos transitar a otros tratamientos con mayores probabilidades de detener el cáncer.

No nos quedaba mucho arsenal para prolongar la vida de Randy, y no queríamos perder ni la más mínima posibilidad. Guiados por algunas opiniones de nuestros médicos, hablamos con dos oncólogos neoyorquinos que ofrecían tratamientos únicos y promisorios contra el cáncer de páncreas. Después de reunirnos con el primero de ellos, quien aseguró confiado que su tratamiento le daría a Randy otros quince meses de vida, me sentí anonadada. "¡¿Sólo eso?!", recuerdo que me dije a mí misma. "¡Mi esposo estará junto a mí por sólo un poco más de un año! ¡Habré enviudado cuando cumpla cuarenta y dos años!". Sentí que las paredes se cerraban en torno a mí, que mi mundo se empequeñecía cada vez más, y le comuniqué mi decepción a Randy. Le dije que estaba aterrada, pero que me sentía egoísta por lamentarme del impacto que ejercería en mí su muerte. Después de todo, él era el moribundo y quería ser sensible con sus sentimientos. Randy, por su parte, parecía absorber aquellos datos con indiferencia, recopilando los hechos y archivándolos para analizarlos en profundidad con nuestro grupo confiable de asesores. Sin embargo, el viaje no se trató de ver médicos solamente. No lo hubiera considerado una salida con Randy si no hubiera ocurrido algo mágico. Estando allí, Randy y yo conversamos con Diane Sawyer para coordinar un próximo programa especial sobre Randy y el impacto tan difundido de su conferencia y de su libro recién publicado. Era la primera vez que yo hablaba ante las cámaras o conocía a una personalidad de la televisión. La Sra. Sawyer era tan agradable y su equipo tan amable que nunca me sentí nerviosa, sino más bien como si estuviera almorzando con alguien a quien había conocido recientemente y estaba conociendo mejor. Cuando me preguntó sobre Randy, me sentí como si hablara con una de mis amigas acerca de nuestros esposos y nuestras vidas hogareñas. Una ilusión que se disipaba cada vez que el camarógrafo necesitaba cambiar una fuente de iluminación, el responsable de sonido ajustaba el micrófono, o la maquilladora venía a quitarme el brillo de la frente. Pero esas interrupciones a nuestras conversaciones no eran más molestas que un camarero que viene a traer los platos que pedimos, a rellenar el vaso de té helado o a traer la cuenta. Cuando terminó la entrevista, la Sra. Sawyer nos acompañó hasta la salida, se despidió y siguió calle abajo en dirección a su casa, como si fuéramos tres amigos que se separan después de comer en un restaurante. Fue una experiencia muy especial.

Aquella noche, en la habitación del hotel, me despertó un ruido fuerte y extraño. Buscando en la oscuridad, me concentré en aguzar mis sentidos y disipar la niebla de mi cabeza. ¿De dónde salía aquel ruido? Finalmente lo detecté: era un ronquido intenso emitido por Randy. Un sonido que conocía bien porque mi primer esposo era asmático y lo escuché muchas veces. Randy lo hacía en sueños. Luego de observarlo por un rato, me volví a dormir porque no era lo suficientemente severo como para despertarlo. A la mañana siguiente, hablé con Randy acerca de su respiración dificultosa en la noche, pero él se encogió de hombros y no lo tomó demasiado en serio, por lo que dejé a un lado mi preocupación y nos apresuramos para tomar el avión de regreso a casa.

Cuando llegamos al aeropuerto de La Guardia, Randy comenzó a sentirse fatigado. Con las manos en las caderas, caminaba torpemente y hacía muecas de dolor. Para empeorar las cosas, el vuelo tenía varias horas de retraso. Como Randy parecía deteriorarse rápidamente, hablé con un representante de la aerolínea para buscar otro vuelo de forma que Randy pudiera regresar antes a casa. Como sólo quedaba un asiento vacío en un avión que salía esa misma hora, Randy abordó el avión y yo me quedé a esperar el siguiente. Llamé a una amiga para que lo recogiera en el aeropuerto y la puse al tanto de cómo se sentía Randy: falto de energía y con problemas para respirar. Cuando llegué a casa esa noche, Randy descansaba, pero no cómodamente. Jessica Hodgings, su amiga y colega de Carnegie Mellon, estaba de visita ese fin de semana, y tratamos de determinar lo que le estaba ocurriendo. Jessica y Randy fueron a ver al oncólogo la mañana siguiente para su visita periódica, pero la enfermera no detectó nada anormal, sólo que había aumentado diez libras en una semana. Buena noticia, o al menos así la consideramos. Randy había estado perdiendo peso continuamente como resultado del progreso de la enfermedad, la manera en que se apropiaba de la energía calórica que consumía Randy y los tratamientos de quimioterapia que le quitaban el apetito.

Esa noche, luego de irnos a dormir, me desperté porque la respiración de Randy parecía un tren en marcha. ¡Me sentí seriamente aterrada de que se fuera a morir en la cama, a mi lado! A la mañana siguiente insistí en que algo andaba mal y Randy debía buscar atención médica. Pero Randy y Jessica enfatizaron en que si algo andaba mal, la enfermera de oncología lo habría detectado en el examen del día anterior. Jessica trató de ejercer como intermediaria entre la posición de Randy y la mía. Finalmente, acordamos que si los síntomas se repetían durante el fin de semana, Randy llamaría el lunes al oncólogo local.

Randy estuvo aletargado e incómodo durante todo el sábado. Tampoco descansó mucho en la noche porque no podía acostarse totalmente plano en la cama. No podía dormir boca arriba y no disponíamos de una silla reclinable para que encontrara una posición cómoda. Tratamos de incorporarlo con varias almohadas, sin resultados. El domingo en la mañana le exigí, traté de persuadirlo y hasta le rogué que llamara al Dr. Lee, nuestro oncólogo local, pero se opuso con mayor firmeza diciendo que era domingo y no quería molestar al médico un fin de semana para que luego fuera por una nimiedad, y añadió que, de ser así, en el futuro el Dr. Lee sería menos propenso a creer en él y a ir en su ayuda.

En mi interior sabía que a Randy le estaba ocurriendo algo muy grave. No me parecía normal que no pudiera acostarse plano sobre la cama y respirar, ni tampoco que le faltaran las energías. Me atormentaba verlo tan incómodo, sin poder dormir ni descansar, pero quise respetar su decisión con respecto a cuándo quería pedir ayuda médica y cuándo no. Llamé a la Dra. Reiss para pedirle consejo, y ella nos ayudó a llegar a un acuerdo: Randy llamaría a la consulta de oncología para hablar con el médico de guardia, y le haría seguimiento al problema el lunes si persistían los síntomas. Randy se enojó enormemente conmigo, y me dijo que no quería que yo secuestrara su atención médica. Quería estar en control de la situación cuando llamara al médico y en el momento que decidiera qué tratamientos aceptaría, y se negó rotundamente a que yo lo representara o hiciera algo a sus espaldas. Quería que lo ayudara, pero había una línea definida en la arena que yo no podría cruzar. Acepté respetar el derecho de Randy a buscar tratamiento cuando lo considerase necesario, pero sentí que era terriblemente injusto verlo sufrir y no poder hacer nada para que mejorara. Me afectó que Randy no le diera más peso a mi opinión, y que se resistiera tanto a llamar al médico para describirle sus síntomas. Y ésa no sería la última vez que Randy me diría que era él quien estaba en el asiento del conductor, y que esperaba que yo lo acompañara, pero sin tocar el volante. Quería que formara parte de su equipo de salud, que fuera con él a todas las citas médicas, que me sentase con él en todos los tratamientos, que estuviera menos tiempo con los niños y que buscara nuevos tratamientos. Pero no podría violar los principios de ser "la ayuda". Tenía la responsabilidad de cuidarlo sin la autoridad para actuar, algo que me pareció muy frustrante.

Por fortuna, contaba con la Dra. Reiss y con Jessica, además de otras personas con quienes hablar de mis desdichas. También usaba mi diario para eliminar la presión. En aquellas páginas en blanco escribí todo lo que sentía, independientemente de lo inapropiado o irracional que fuera, sin herir a nadie ni sufrir ninguna consecuencia. Con bastante frecuencia, cuando me sentía enojada, aterrada o abrumada, advertí que escribir en el diario me ayudaba a eliminar aquellos sentimientos, purgándome en cierta medida. Lo que anoté el miércoles 6 de febrero de 2008 es muy típico:

"Randy estuvo batallando toda la noche con los efectos secundarios de la quimioterapia. Lo encontré en la planta baja temblando, castañeteando los dientes y con una fiebre de 102 grados. Eso fue a las 6:45 a.m., por lo que tuve que correr entre él y los niños, algo que detesto. Rachel se llevó a Chloe y Logan afuera mientras yo llevaba a Dylan a la escuela. Dylan me fue de gran ayuda esa mañana: le escribió una tarjeta a su papá, me ayudó con las muestras de pintura en la pared de Chloe... Randy me pidió que llevara un frasco con su orina a la consulta del oncólogo y que recogiera la receta de su Creon [un medicamento que mejora la digestión de los alimentos]. Hice todo aquello corriendo y volví a casa justo a tiempo para recoger a Dylan en la parada del autobús... La cena fue caótica, como de costumbre. Cuando se fue Rachel sentí miedo. Miedo de no poder cuidar a Randy y a los niños. Hoy Randy y yo pudimos hablar, y me dijo que hoy había sido como iba a ser cuando la quimioterapia dejara de funcionar. Le respondí que tenía miedo al volver a sentirme sorprendida una vez más por algo inesperado: cuando nos concentrábamos en un nuevo tratamiento, aparecía una insuficiencia renal. Pero muy pronto debíamos aprender algo".

Algunas anotaciones eran más extensas y de un lenguaje más tóxico que el ejemplo anterior, pero me beneficiaba sacar a flote aquellas emociones y volcarlas en una página. Cuando lo que sentía me parecía demasiado vergonzoso como para compartirlo con otras personas, mi diario fue una especie de puerto seguro, un retiro neutral e indulgente donde escapar y expresar mis sentimientos.

Durante su última crisis, Randy cedió y llamó a la consulta de oncología. El oncólogo de guardia le recetó un diurético para eliminar el líquido en los pulmones y el edema en las piernas y el vientre. El aumento de peso que experimentara Randy, detectado por la enfermera el viernes anterior, era sólo retención de líquido. El diurético funcionó, pero no lo suficiente. Randy pudo dormir acostado, pero cualquier actividad física, incluso subir o bajar las escaleras, lo dejaba sin aliento. Finalmente, llamó a la consulta del oncólogo a comienzos de semana y fue a hacerse algunas pruebas. La enfermera confirmó que Randy sufría de insuficiencia cardiaca congestiva e insuficiencia renal. Mientras la enfermera y Randy hablaban del problema y las posibles opciones, hice una rápida búsqueda en Internet con mi Kindle: la insuficiencia renal consistía en que los riñones de Randy no podían limpiar su sangre de impurezas y orina concentrada, mientras que la insuficiencia cardiaca congestiva equivalía a que su corazón no bombeaba suficiente sangre a su organismo. Una vez comprendidos los trastornos de Randy, volví a atender la conversación. Randy y la enfermera hablaban de una cita con el nefrólogo (médico de los riñones) al final de la semana. Mientras Randy salía de la oficina,

me rezagué y le pregunté a la enfermera si Randy iba a morir de
insuficiencia cardiaca congestiva e insuficiencia renal. Quería saber
si estábamos al final del camino. Estaba aterrada, sin saber cómo
evaluar y responder a la información que teníamos. Pero nuestra
enfermera de oncología me respondió amablemente que no iba
a morirse en ese momento de insuficiencia renal e insuficiencia
cardiaca congestiva, y que se recuperaría de esos trastornos. Eso
es todo lo que necesitaba saber en ese momento. Mi esposo y yo
nos fuimos a casa, donde procesamos a nuestra manera todo lo
que habíamos aprendido, con la esperanza puesta en la cita con el
nefrólogo el jueves. Y precisamente el miércoles 5 de marzo Randy
escribió en su blog cómo se sentía y lo que estaba ocurriendo en su
organismo:

> La buena noticia es que parece que los tumores
> están básicamente bajo control.
>
> La mala noticia es que los efectos secundarios de
> los medicamentos de quimioterapia son demasiado
> tóxicos. Ahora mis riñones están funcionando muy
> por debajo del cincuenta por ciento de su eficiencia
> (la creatinina es de 3.4, y el NUS [nitrógeno úrico en
> sangre] es de 54, para los que van siguiendo el juego
> en casa). Mi presión arterial ha subido a 200 sobre
> 100. Puedo padecer técnicamente de "insuficiencia
> cardiaca congestiva de gasto elevado", pero el término
> no es tan malo como suena.
>
> La parte dolorosa es que creemos que mi cavidad
> abdominal ha comenzado a llenarse de líquido, un
> efecto colateral de ineficiencia renal e hipertensión.
> Esto es particularmente incómodo porque el líquido
> penetra en los pulmones y el corazón. No puedo
> dormir (o respirar normalmente) cuando estoy

acostado. Tengo que sentarme y tratar de dormir así. Y después de subir un tramo de escalera me quedo sin aliento.

Estamos haciendo muchas cosas para resolver estos problemas:

—Hemos interrumpido toda la quimioterapia.

—Estoy tomando medicamentos para la hipertensión.

—Estoy tomando un diurético que supuestamente hace que mi organismo elimine totalmente los líquidos, para que (al menos en teoría) comience a absorber de nuevo el fluido en mi cavidad y lo expulse por la orina con el paso del tiempo.

— Voy a ver a un nefrólogo (especialista en riñones) mañana.

—Ayer me pusieron una transfusión de sangre que ayudó enormemente a elevar mi bajo conteo de glóbulos rojos y me está dando más energía.

Es un revés, pero esperamos que sea mínimo. Sin embargo, si el daño infligido por los medicamentos de quimioterapia a mis riñones es permanente, eso sería muy, muy malo.

Randy redactó un blog sobre su lucha contra la enfermedad desde que pudo escribir en su ordenador portátil después de la operación para extirpar el tumor original. Sus amigos, colegas y gran parte de sus alumnos pasados y actuales querían saber cómo le iba. Randy quería compartir, pero fue cuidadoso a la hora de controlar la forma en que describía su situación, sin parecer sombrío o dominado por las emociones. Al igual que en su anotación con respecto a su insuficiencia renal y cardiaca congestiva, mantuvo su espíritu positivo y optimista. En ocasiones me irritaba que diera ese tipo de imagen en su sitio Web y reservara el lado más oscuro para mí, sus familiares y amigos cercanos, pero interpreté esas acciones como un intento de evitarle a los demás los detalles desagradables o infundirles tristeza. Tampoco expresaba sus propios sentimientos con respecto al temor y el dolor que sufría. Consideraba que un blog no era el sitio adecuado para dar rienda suelta a esas emociones.

Después de someterse a una prueba de esfuerzo en el Hospital General de Norfolk para determinar cómo estaba funcionando su corazón, Randy cruzó lentamente la calle conmigo hasta el edificio donde tenía la consulta el nefrólogo. La distancia no superaba los cien pies, pero incluso un tramo tan corto era demasiado para Randy, que tuvo que detenerse un par de veces para descansar. Cada vez que se detenía, le pedía que usara una silla de ruedas, pero se negaba. Ya dentro del edificio, tuvo que sentarse para recuperar el aliento. Su respiración resonaba con tal intensidad en aquel vestíbulo que muchas personas nos miraron. ¡Me sentí tan satisfecha de estar allí para ver al médico! No dejaba de pensar que Randy iba a recibir ayuda. Lo exhorté (y a mí misma también) a tener paciencia. Finalmente pudo ponerse de pie y caminar hasta el ascensor, y subimos a ver lo que tenía que decirnos el nefrólogo.

El Dr. Thomas Whelan era un hombre sencillo y trató a Randy como a un ser humano inteligente con el cual podía analizar los detalles de sus trastornos. El Dr. Whelan se dio cuenta de que Randy estaba sufriendo y le explicó que el daño a sus riñones y su corazón era lo suficientemente significativo como para una hospitalización. Con la ayuda del Dr. Whelan y de un cardiólogo, Randy contaría con el método de recuperación mejor y más seguro. Aquello me quitó un enorme peso de encima: me sentí enormemente aliviada cuando Randy accedió a ingresar en el hospital y permitir que el Dr. Whelan y un cardiólogo lo atendieran. La otra opción que tenía Randy era regresar a la casa para que yo le administrara diuréticos y otros medicamentos recetados, y reportarles al nefrólogo y al cardiólogo el estado de Randy, pero me sentí totalmente incompetente para asumir aquella responsabilidad. No quise estar en la posición donde ignorar un síntoma o leer erróneamente un dato pudiera ocasionarle más daño al ya frágil organismo de Randy.

Después de que Randy tomara la decisión, el Dr. Whelan insistió en que usara una silla de ruedas que condujo él mismo desde el edificio de consultas hasta el área de admisión del hospital para garantizar que no hubiese obstáculos en la hospitalización de Randy. Aunque he estado en muchos hospitales y centros de tratamientos contra el cáncer, y he conocido a muchas enfermeras, enfermeros y médicos dedicados, nunca he visto a nadie con tal preocupación por su paciente ¡que fue capaz de empujar su silla de ruedas y lidiar directamente con la administración del hospital! Las acciones del Dr. Whelan no sólo indicaron la gravedad del estado de Randy, sino que ilustraron también en qué buenas manos estábamos. Volví a respirar con alivio, sabiendo que todo iba a salir bien por el momento.

Randy ingresó al hospital un jueves por la tarde, y yo tuve que hacer arreglos de último minuto para el cuidado de los niños, pues no esperaba regresar antes de las cinco. Rachel, nuestra niñera, fue muy amable y se quedó hasta tarde con los niños, hasta que yo pudiera volver a casa esa noche. Seguí junto a Randy mientras las enfermeras colocaban varios catéteres para los monitores e inyecciones intravenosas. Inmediatamente comenzaron a aplicarle diuréticos a Randy para comenzar el proceso de eliminar el líquido innecesario. Cuando consideré que todo estaba hecho y que Randy se sentía cómodo, salí del hospital y regresé a casa. Poco después de que se durmieran los niños, mi hermano vino a quedarse para que yo pudiera llevarle a Randy una bolsa con sus lentes de contacto y artículos de higiene personal. No estuve mucho tiempo, pues Randy se sentía cansado y el día siguiente sería muy agitado. Además, yo me sentía abrumada con tanto entusiasmo.

Aunque dije entusiasmo, lo que sentía realmente era temor. Tenía miedo de que Randy muriera en el hospital, a pesar de que los médicos me habían asegurado que no estaba corriendo peligro inmediato. La insuficiencia cardiaca congestiva y la insuficiencia renal me parecían algo fatal, y el hecho de ver a Randy conectado a líneas intravenosas y monitores sólo evidenciaba aún más que estaba confrontando problemas, aunque no podía definir cuánto peligro corría, o si iba a morir pronto a causa de esas complicaciones. Tenía suficiente experiencia con las enfermedades de los niños para saber cuándo preocuparme y cuándo no. Cuando llegué a casa, estaba tan exhausta que me dormí al instante. Ni siquiera tuve energías para llorar.

La mañana siguiente tuve que responder las preguntas de los niños acerca de dónde estaba papi y cuándo regresaba a casa. Les dije que papi estaba en un viaje de negocios pero volvería en un par de días. Como Randy viajaba frecuentemente por motivos de trabajo, estaban acostumbrados a sus ausencias y no hicieron más preguntas. No habían notado la incomodidad de su padre porque Randy estaba en su dormitorio gran parte del tiempo y cuando uno de los niños iba a visitarlo, organizábamos todo de tal modo que Randy tenía tiempo de sentarse y adoptar su rostro positivo y feliz. "Papá está durmiendo". "No se siente bien esta mañana". Respuestas suficientes para que los niños no hicieran más preguntas. Después de que llegara Rachel, nuestra niñera, y se recuperara la tranquilidad doméstica, me fui al hospital a acompañar a Randy. Cada día repetía esa rutina, dedicándoles las mañanas y las noches a los niños, y empleando el resto del día con Randy en el hospital.

Durante los días que siguieron, la prueba de esfuerzo de Randy indicó que su corazón estaba funcionando muy por debajo de su capacidad normal. El Dr. Whelan llamó al Dr. Herre, un excelente cardiólogo, para que lo ayudara a controlar el corazón y la presión arterial de Randy. Se hicieron más pruebas y una radiografía reveló la acumulación de un litro de líquido en el pulmón derecho, por lo que le insertaron a Randy una aguja muy larga por la espalda para drenarlo. Aunque Randy dijo que le resultó muy doloroso el procedimiento, se sintió un millón de veces mejor que antes, y hasta pudo volver a respirar profundamente otra vez y descansar con mayor facilidad. Estuvo hospitalizado del jueves al lunes, hasta que los médicos pudieron hacer que su sistema volviera a funcionar normalmente. Según Randy, tenía que ser dado de alta el lunes para poder ir a Washington, D.C., y abogar frente al Congreso de los Estados Unidos por una mayor atención y fondos para la investigación del cáncer de páncreas. Tal y como fue siempre: con su atención enfocada en algo mayor que él mismo.

La Dra. Reiss, nuestra consejera, vino a visitarme el fin de semana, ofreciéndome la necesaria oportunidad de hablar de mis temores y sentimientos. La Dra. Reiss me escuchó y me aseguró que no estábamos al final del camino para Randy, pero que esos días en el hospital fueron una intersección importante en la que su salud había sufrido un revés.

Yo dependía del equipo médico de Randy, que para entonces estaba compuesto por un nefrólogo, un cardiólogo, varios oncólogos, nuestra consejera y, por supuesto, las enfermeras que trabajaban con los especialistas. Y aunque pudiera ventilar mis frustraciones y preocupaciones con mis amigos íntimos y familiares, recurría a esos profesionales de la salud y a su ilimitada experiencia para guiarme por aquellas aguas turbulentas que se tornaron más amenazantes aún cuando la salud de Randy comenzó a decaer. Su organismo ya no volvió más a su nivel previo de buena salud, por el contrario, siguió menguando. Confieso que llegué a ignorar realmente cuándo su salud experimentaba una recaída temporal o cuándo había descendido a una nueva etapa de deterioro. Por eso recurrí a nuestro equipo médico para que me ayudara a comprender y prepararme psicológicamente para aceptar y lidiar con las consecuencias de su enfermedad. Por fortuna, mis amigos siempre parecían complacidos de escucharme, pero carecían de las destrezas necesarias para ayudarme a enfrentar la nueva realidad que me traía que cada día.

Cuando le dieron el alta a Randy, dupliqué mis esfuerzos para satisfacer sus necesidades médicas. Tenía que estar atenta a cualquier aumento de peso y vigilar sus piernas presionándolas con mis dedos para ver si dejaban una marca indicadora de acumulación de líquidos, lo que a su vez era síntoma de problemas renales. Tenía que tomarle la presión arterial diariamente e informarle al cardiólogo si notaba cambios negativos. Randy tomaba para entonces dieciocho medicamentos diferentes, algunos con regularidad, otros cuando fuera necesario, y yo los organizaba en una enorme caja de píldoras que me había dado un amigo de la familia. Tenía que estar al tanto de cuándo debía reabastecerme de una medicina, de los efectos secundarios y de cómo se sentía Randy en general. Además, coordinaba sus visitas con varios especialistas y garantizaba su asistencia a todas las citas, y tomaba notas y les daba seguimiento a las órdenes de los médicos. La salud de Randy seguía cuesta abajo. Cada día y cada semana implicaban nuevos problemas, hasta que llegué al punto en el que sentí que necesitaba más ayuda para atender a Randy.

Necesitábamos más ayuda en casa, específicamente ayuda médica: alguien que viniera y estuviera al tanto de Randy, ¡alguien que supiera lo que estaba haciendo! Pero él no quería que lo ayudara una persona extraña. No quería que lo cuidara alguien que no conocía y en quien no confiaba. Sólo quería que lo hiciera yo, arguyendo que podía hacerlo y que necesitaba más ayuda con los niños. Pero yo le ripostaba que necesitábamos una enfermera en casa. Al fin llegamos a un acuerdo. Encontré ayuda adicional para cuidar a los niños en caso de que ocurriera otra emergencia médica o si se enfermaba nuestra niñera. Randy, por su parte, le preguntó a nuestro oncólogo si conocía a alguna enfermera que atendiera a domicilio.

Fue así como Wanda Wyatt hizo su entrada en nuestras vidas, quitándome de encima la pesada carga del cuidado médico, y trabajando con Randy para mejorar su calidad de vida diaria, guiándonos a ambos en aquel lento y pavoroso camino hacia el valle de las sombras. Wanda no era sólo una enfermera de cuidados a domicilio, también se especializaba en atender a enfermos terminales. Comenzó haciéndole cosas simples a Randy, como tomarle la presión arterial, extraerle sangre, detectar inflamaciones y retención de líquidos, evaluaciones de rendimiento general y alivio de los efectos secundarios de los medicamentos que dejaban a Randy deprimido, estreñido o soñoliento. En la medida en que Randy y yo interactuábamos con Wanda, creció nuestra confianza en ella. Desde el principio, Wanda nos dijo que era una persona muy sincera, y que nos daría su opinión más honesta cuando se la pidiéramos. A Randy le gustó Wanda inmediatamente; era brillante y dedicada. Le encantaba que no tratara de imponerle grandes cambios, y que sus ajustes de los medicamentos le ayudaran realmente. En la medida en que la enfermedad progresaba y el organismo de Randy se iba debilitando cada vez más, se espaciaron las visitas a la consulta de oncología. En junio de 2008, cuando Randy dejó de someterse a tratamientos de quimioterapia porque estaba tan enfermo que no podía resistir más medicamentos, Wanda fue la única experta de salud a quien vio con regularidad. Venía una vez por semana a hacerle chequeos y a ofrecerle apoyo y consejos.

Wanda se convirtió en mi compañera de batalla, la persona que podía ver lo que estaba ocurriendo realmente tras la alegre fachada que Randy adoptaba ante los conocidos, médicos y extraños. La batalla cotidiana con el cáncer, el dolor y el cansancio hacen mella tanto en el paciente como en quien lo cuida. Wanda pudo ayudarnos a Randy y a mí a lidiar con los rápidos cambios en su estado de salud y con los elementos crónicos de la enfermedad como el dolor, la pérdida de energía y de concentración, la irritabilidad, la depresión, la inapetencia y la pérdida de peso. Sabía todo aquello por lo que yo estaba pasando, no sólo por su enorme experiencia, sino también porque trabajaba directamente con Randy en casa, donde no podía ocultar su deterioro real. Comprendía los retos que implicaba cuidar a Randy y me ayudó a encontrar soluciones o, al menos, estrategias para enfrentar los problemas.

Detestaba ver a Randy adolorido. Me destrozaba el corazón. El cáncer arrasó su cuerpo hasta dejarlo en pura piel y huesos. Era angustioso estar junto a él y no poder hacer nada para aliviar su sufrimiento. Probé con todo lo que tenía a mi alcance: le compré una silla reclinable para que descansara. Elaboré una tabla de medicamentos y organicé su caja de píldoras. Le frotaba los hombros, los pies o la espalda para aliviar su dolor. Me sentaba a hablar con él cuando sentía que lo deseaba, o en silencio mientras dormía. Pero una cosa era lidiar con su deterioro físico y otra con sus impedimentos psicológicos y cognitivos.

Uno de los problemas más difíciles que enfrenté en esa etapa fue que Randy perdía la memoria y el poder de razonamiento. Era el hombre más inteligente, racional y lúcido que había conocido jamás. Además, estaba totalmente dedicado a sus hijos y hacía todo lo que estaba a su alcance por amarlos y protegerlos. Por esa razón no me pareció para nada sensata su displicencia con respecto a la forma en que Randy decidió tomar posteriormente sus medicamentos. Después de mudarnos a Virginia, uno de los efectos secundarios de los medicamentos de quimioterapia paliativa fue una neuropatía en sus dedos. Al perder la sensibilidad en la punta de los dedos, le resultaba extremadamente difícil sostener las píldoras. En muchas ocasiones se le caían al piso y las perdía, lo cual era algo muy serio, pues en la casa había niños pequeños que podrían metérselas fácilmente en la boca pensando que eran caramelos. Ignoraba qué efectos podrían tener los medicamentos para el corazón y los riñones en un niño de treinta libras, y honestamente nunca quise saberlo. Con el apoyo de

Wanda, le sugerí a Randy que me permitiera colocar sus píldoras en un vaso de papel, para que pudiera ponérselas mejor en la boca, evitando así que se le cayeran. Randy se negó obstinadamente a seguir ese plan. Tampoco quiso buscarle una solución alternativa a lo que yo consideraba una situación claramente peligrosa. No acostumbraba ser irracional o hacer que sus hijos corrieran riesgos, pero ¿qué podía hacer? Pude haberme llevado todos los frascos de medicamentos a otra parte y administrárselos como si estuviera en el hospital. Sin embargo, esto le habría irritado y me hubiera hecho la vida imposible. Randy quería sentir que controlaba su vida cuando ya estaba perdiendo el de su organismo y su mente. Por mi parte, no quería acrecentar sus sentimientos de impotencia, pero tenía que proteger a nuestros hijos.

Wanda estuvo de acuerdo en que era una situación muy difícil para mi familia. El solo hecho de que reconociera el terrible aprieto por el que estaba pasando me dio una sensación de alivio, y la certeza de que no estaba loca ni reaccionando exageradamente. Dado que Randy no iba a aceptar ningún medicamento en un vaso, tuve que ejercer una vigilancia extra para detectar cualquier medicamento que se le pudiera caer o cualquier frasco que hubiese dejado abierto en la mesa de sus medicinas, su caja de píldoras, la mesa de noche, la bañera y el piso del baño, y la mesa y el piso de la cocina. Sabía las horas en que se suponía tomara sus medicamentos, y estuve al tanto de ello para garantizar que no se olvidara de hacerlo. Después de verificar si había tomado los medicamentos, recorría subrepticiamente las zonas mencionadas para asegurarme de que no había caído nada al piso. Tuve que aceptar que no podía obligar a Randy a hacer las cosas a mi manera, pero tenía que garantizar la mayor seguridad posible de los niños, y que Randy tomara las dosis que necesitaba tan desesperadamente.

Pero aquel camino no estuvo libre de tropiezos. En una ocasión, cuando fui a ver Randy para asegurarme de que estaba bien y había tomado puntualmente sus medicamentos, encontré la caja de píldoras vacía y su contenido volcado en el suelo. Eso me molestó porque la puerta del dormitorio estaba abierta de par en par, y los niños podían haber entrado fácilmente. Cuando le pregunté a Randy qué había ocurrido, se encogió de hombros y me respondió que no sabía. Y allí quedé yo con la boca abierta, observando aquel desorden sobre la mesa y el suelo: dieciocho medicamentos diferentes, algunos con dosis administradas varias veces al día, mezclados y dispersos por todas partes. Pero más me sorprendió su actitud indiferente, y me pregunté cómo había podido ocurrir tal incidente. ¿Se caería con la caja de píldoras en la mano? Seguro que no, pensé, porque no había escuchado ruido alguno, Randy no mostraba lesión alguna y las píldoras no se habrían derramado con las tapas plásticas de los frascos cerradas. Tampoco podía haber abierto los veintiocho frascos. ¿Acaso no se acordaba realmente de lo sucedido o estaba ocultando algo? ¿Acaso el cáncer o los medicamentos estaban afectando su memoria a corto plazo? ¿Qué debía hacer yo para garantizar la seguridad de los niños y permitir al mismo tiempo que Randy se responsabilizara de sus medicinas?

Como no tenía que responder inmediatamente a esas preguntas, me senté sobre la alfombra y comencé a recoger las píldoras para devolverlas a sus respectivos frascos. Pude haber llamado y hablado con Wanda, quien no sólo habría escuchado y se habría solidarizado conmigo, sino que también habría hablado con Randy como un tercero neutral, para determinar si necesitaba más ayuda o padecía de otro trastorno nuevo provocado por el cáncer. Como responsable de cuidarlo, debía estar más que alerta ante los cambios sutiles en la conducta y el aspecto físico de mi ser querido. En ocasiones eran lentos e imperceptibles, y en otras, dramáticos, como si la enfermedad no sólo invadiera el cuerpo, sino también la mente; y el dolor puede llevar a una persona a un estado de agresión o miedo. Hay que adecuar las rutinas, las tácticas y la forma de pensar para adaptarse a las necesidades en continua transformación. La dinámica entre dos personas obligadas a desempeñar nuevos papeles —de paciente y de quien cuida de él— pueden profundizar la dificultad de ayudar, de aceptar la ayuda y hasta de amar. Con el respaldo de Wanda, contaba con ayuda para satisfacer esas necesidades y no me sentía sola porque ella tenía una enorme presencia en nuestras vidas.

En numerosas ocasiones Wanda me aseguró que Randy estaba bien, y que la muerte no estaba tocando a la puerta. Y no dejó de hacerlo hasta la segunda semana de julio, cuando vino a chequear a Randy antes de que fuéramos a Pittsburgh para que le hicieran una biopsia del tejido del cáncer y una leucoféresis para crear una vacuna personalizada. La leucoféresis es un proceso mediante el cual se extrae sangre por una línea intravenosa, la cual se transporta a una máquina que separa selectivamente los leucocitos y luego los reintegra al torrente sanguíneo por medio de una segunda línea intravenosa. La máquina es ruidosa y temible, pero el proceso no causa dolor. Al menos eso fue lo que me dijo Randy. Sin embargo, a mí me incomodó terriblemente. El Dr. Zeh nos explicó que en cuanto tuviera los leucocitos de Randy, su laboratorio extraería las células dendríticas, que forman parte del sistema inmunológico, las pondría a madurar para luego mezclarlas con el tumor y administrarlas como una vacuna.

Hasta ese punto, Randy siguió sometiéndose a tratamientos con efectos secundarios tóxicos, a pesar de que se debilitaba cada vez más. Pero su sistema no volvería a recuperarse. La vacuna le dio la esperanza de poder seguir combatiendo el cáncer sin los terribles efectos secundarios de la quimioterapia. El proceso de trabajo con sus leucocitos y las muestras del tumor demoraría tres semanas, y Randy estaba resuelto a vivir hasta entonces.

Cuando Wanda bajó luego de chequear a Randy, yo estaba dándole instrucciones a nuestra niñera, quien se quedaría con los niños durante los dos días que estaríamos fuera. Wanda y yo hablamos brevemente.

La enfermera pensaba que no se le debía practicar la biopsia. Con su franqueza habitual, me dijo: «Sabes que se está muriendo, Jai».

«¡Por supuesto que se está muriendo, Wanda! Hace meses que lo sé», le respondí.

Sólo entonces vi claramente lo que se avecinaba. Wanda, que había sido mi brújula para sortear aquel camino escabroso, acababa de decirme que se acercaba el final. Estábamos llegando al término de nuestro viaje. A Wanda le preocupaba que si íbamos a Pittsburgh y hospitalizaban a Randy para que se sometiera a ambos procedimientos, su organismo entrara en crisis y no le dieran el alta. Y allí quedaría yo, en Pittsburgh con mi esposo moribundo en el hospital y mis hijos en Virginia con una niñera con la cual había coordinado que los cuidara sólo dos días.

Sin embargo, nos fuimos. Cuando Randy y yo hicimos nuestro último viaje juntos a Pittsburgh en julio de 2008, nuestra relación no andaba bien. Tanto así que me echó en cara delante de una trabajadora social mi supuesta falta de identificación con su enfermedad: que era magnífica en todo lo que podía hacer cualquiera, y un desastre en aquellas cosas que sólo yo podía hacer. Como Randy era usualmente muy solidario y elogioso conmigo, aquel comentario me tomó por sorpresa. Aunque me hirieron aquellas palabras, que a mi entender expresaban una gran falta de aprecio por todo lo que yo estaba haciendo, supe que trataba de decirme que necesitaba mucho más de mí. Escuché lo que dijo, pero no sabía qué más podía hacer por él.

Ya en esos momentos caminaba por una cuerda floja tratando de balancear las necesidades de nuestros hijos y las de Randy, y no podía imaginar qué más podía hacer, aunque sabía que no iba a perder la fe en él.

Mientras Randy se recuperaba de la biopsia en el hospital Shadyside de Pittsburgh, le hice el recuento del incidente a la Dra. Reiss. Me sentía agraviada y enfurecida por lo que había dicho Randy. «¿Qué más quiere de mí?», pregunté. «Quiere que le digas que lo echarás de menos cuando muera», respondió la Dra. Reiss. Me quedé atónita. Siempre traté de no decirle ese tipo de cosas a Randy por dos razones. La primera, porque no quería que se sintiera mal porque su muerte nos causaría tanto dolor, porque me causaría tanto dolor. Pensaba que se sentiría culpable de saber que la tristeza de su desaparición nos afectaría por el resto de nuestras vidas. Segunda, si reconocía ante mí y ante él que le echaría de menos, comenzaría a hacerlo inmediatamente. Me aterrorizaban el dolor y el sufrimiento que me aguardaban. Creía que cuando Randy muriera, no habría más magia en mi vida. Su ausencia implicaría el fin de mis sueños de infancia: casarme con un hombre que me amara de veras y tener una familia. Trataba de no pensar en esas cosas, hasta que no tuve otra opción. Hasta entonces pude retrasar lo inevitable. Pero la Dra. Reiss me explicó que sería mucho mejor para mí si comenzaba el proceso de duelo lo antes posible, antes del fallecimiento de Randy, para poder sentir más empatía con él. Era importante que Randy viera que yo era vulnerable, que no era invencible, y de ningún modo fría o indiferente. Yo pensaba que demostrarle fortaleza a Randy lo salvaría del dolor y del miedo, cuando en realidad le provocaba otro tipo de dolor diferente: el temor de que no lo amara tanto como él creía. La Dra. Reiss me aseguró que si le daba entrada inmediata al dolor de la pérdida, el proceso de duelo luego de la muerte de Randy sería más llevadero.

Luego de aquella conversación, regresé al lado de mi esposo, del hombre que me amaba y me demostraba que me quería, y que me trataba como tal, para decirle que lo echaría mucho de menos cuando se marchara de este mundo. Y lloré incesantemente. Mi fachada de fortaleza se desvaneció, disuelta por las lágrimas, para dar paso a mi faceta más vulnerable; esto reconfortó sobremanera a Randy. En aquel momento de tristeza, nos abrazamos, sabiendo en lo profundo de nuestros corazones que nos amaríamos en la salud y la enfermedad, y hasta que la muerte nos separara.

10

Decisiones

AUNQUE NUESTRO ONCÓLOGO QUIRÚRGICO y la enfermera especializada en enfermos terminales me habían asegurado que Randy estaba en las últimas etapas de su agonía a finales de junio de 2008, e incluso a pesar de que podía ver con mis propios ojos que su salud se había deteriorado dramáticamente, aquella tercera semana de julio aún no estaba preparada cuando, el 25 de julio, al despertar encontré a Randy muerto.

Randy y yo tratamos de prepararnos para ese momento. Algunos de nuestros preparativos comenzaron antes de que el cáncer regresara e hiciera metástasis en su hígado y bazo. Durante el verano de 2007, nos reunimos con un abogado testamentario para concretar sus últimas voluntades. Yo me convertí en su apoderada médica para poder tomar decisiones al respecto, en caso de que no estuviera consciente o no fuera capaz de expresar sus deseos. Nos resultó incómodo contemplar las diversas formas que podría tener su muerte, y especialmente a Randy le fue muy difícil determinar qué intervenciones médicas aceptaría y cuáles rechazaría. Pero el aspecto positivo fue que finalmente supe cómo debía actuar en calidad de su representante cuando llegara el momento, algo que nos dio paz mental. Después de firmar y legalizar ante notario los documentos, los guardamos en nuestro archivo e hicimos a un lado parte de la ansiedad que provoca padecer de cáncer.

Esa presteza era parte de la personalidad de Randy, a quien le gustaba llamarse a sí mismo "un hombre a prueba de imprevistos". Además de monedas y billetera, Randy siempre llevaba consigo un cepillo de dientes de viaje, servilletas y un cortaúñas en los bolsillos de sus pantalones. Y en la funda de su ordenador no sólo llevaba la máquina y su adaptador, sino también una batería de repuesto, varios cables de conexión, un estuche adicional de lentes de contacto, otro par de espejuelos y hasta ropa interior. Por tanto, era parte de su naturaleza asumir su muerte casi de la misma manera en que se preparaba para enfrentar la vida cotidiana.

El problema logístico más difícil que enfrentamos juntos fue la planificación del funeral. Originalmente Randy quería donar su cuerpo a las ciencias médicas. Si en aquel tiempo hubieran existido los programas de autopsia rápida que algunos centros de investigación del cáncer, como el Translational Genomics Research Institute de Arizona, están llevando a cabo en la actualidad para comprender mejor el crecimiento y la evolución del tumor del páncreas, habría aceptado sin reparos. Pero como no los había, le pedí a Randy que me permitiera darle sepultura a su cadáver, que nos diera la oportunidad de llorar su fallecimiento y crear un sitio especial para que lo visitáramos. Mi esposo me escuchó pacientemente y aceptó. Quería hacerle un velatorio a Randy como el que habían tenido otros miembros de mi familia en mi niñez y juventud. Conocía el ritual, su ritmo y lo que se podía esperar del mismo. Aunque suena extraño, un funeral me ofrecía una experiencia confortable y familiar, y quería confort más que nada en ese momento. Le pedí a Randy que me permitiera organizarle un servicio funeral tradicional, con ataúd, capilla, coche fúnebre y entierro.

El lunes 12 de mayo fuimos a una funeraria local y analizamos tantos detalles como nos fue posible. Esa noche escribí en mi diario: "No resultó tan terrible, pero me hizo pensar mucho en cómo me gustaría llorar su pérdida y en qué me reconfortaría. Así que me complació obtener la información". Como tenía a Randy a mi lado, me pareció algo más semejante a una reunión de negocios, y el horrible acontecimiento en sí me pareció muy lejano en el futuro. A Randy no le enojó ni le entristeció aquella visita. En ese momento su muerte no parecía real, por lo que pudimos controlar nuestras emociones.

El salón de conferencias de la funeraria, al igual que cualquier oficina moderna, tenía un proyector por ordenador y conexión con Internet para mostrarnos los productos de varios fabricantes de ataúdes. El director de la funeraria era joven y apuesto, en el momento más floreciente de su vida, y llevaba un atuendo muy profesional. Nunca nos pareció sombrío ni habló en susurros. Randy y yo nos sentimos muy cómodos sentados ante la mesa de conferencias con una taza de té caliente y café, mirando ataúdes en la pantalla de proyección y haciendo numerosas preguntas. Los féretros, al igual que los automóviles, están disponibles en todo tipo de marcas y modelos, desde lo utilitario hasta el lujo. Randy se inclinó más por los utilitarios, e incluso consideró algunos de los ataúdes de los judíos ortodoxos, semejantes a cajas de madera sin decoración alguna. Como buen innovador que era, Randy fue más allá de lo normal y se planteó la posibilidad de construir su propia caja de pino. Pensó que podría crear una experiencia única al armar él mismo su propio ataúd. Pensé que era una idea muy interesante, pero ¡no me cabía en la cabeza ver a Randy claveteando un féretro en nuestra casa así que veté aquella posibilidad tan creativa!

Durante aquella reunión que duró una hora, me vi en el velatorio, imaginando la apariencia de cada ataúd que Randy consideraba y cómo le hacía sentir. Esa noche, escribí en mi diario lo siguiente: "Me hubiera gustado volver atrás y tomar yo las decisiones, para no tener que contradecir a Randy y negarme a sus deseos. Yo voy a ser la que se siente ante esa caja, y quiero que le parezca cómoda". Al leer lo que escribí aquella noche, me doy cuenta de la supuesta indiferencia de mis palabras. Pero no era ausencia de sentimientos, sino más bien el reconocimiento de que yo sería la persona que experimentaría el funeral, no Randy. Las decisiones que tomamos me afectarían a mí, no a él. Y me di cuenta de que el funeral no es para el muerto, sino para los que quedan vivos, para ayudarles a expresar su tristeza y compadecer a otros que se sienten como ellos, echando de menos a un ser amado. Para Randy debió haber sido una hora terapéutica en la aceptación de su muerte. Como siempre, escogió aprovechar al máximo la oportunidad. Sin embargo, era yo quien viviría en el momento de su velatorio, y no sólo me afectaría el ataúd, sino también la música, las flores, el servicio y la ceremonia de sepultura. Todos esos aspectos, que para mi esposo eran sólo ejercicios o decisiones que debía tomar, no partes reales de su futuro, se harían realidad para mí. Por tanto, quise que el golpe fuera lo menos demoledor posible. Con la autorización de Randy, volví a la funeraria y escogí un ataúd que me fuera en cierta medida estéticamente agradable —ni muy lujoso ni demasiado austero— con recubrimiento de satén y un cómodo almohadón. Aquellos detalles me dieron la impresión de que Randy descansaría en paz, aunque intelectualmente sabía que era una tontería. Pero mis decisiones no tenían que ser lógicas. Solo quería que no agravaran aquel momento de intensa tristeza y duelo.

Una vez resuelta la selección del ataúd, fijamos nuestra atención en el velatorio. Randy quería que fuera pequeño y privado y llegó hasta a insistir en que sólo se invitaran a los familiares más cercanos. Analizamos el servicio con nuestro ministro. Luego, nos entrevistamos con la Dra. Reiss, nuestra consejera, para determinar si los niños debían asistir o no. Randy enfatizó en que yo no debía asumir la responsabilidad de cuidar a nuestros hijos cuando necesitaba cuidarme a mí misma. En otras culturas no es inusual que los niños pequeños asistan a velatorios, aunque no comprendan su significado. Sin embargo, eso no está bien visto en la nuestra. Finalmente, acordamos que fuera Dylan, quien tenía seis años cuando murió Randy, el que decidiera si quería estar presente, o quedarse con sus hermanos más pequeños y la niñera en la sala de juegos de la funeraria. Ése fue nuestro acuerdo: yo tendría a los niños cerca el día del funeral, pero permanecerían en un sitio aparte, ignorando que el cadáver de su padre descansaba dentro de un ataúd en un salón al otro lado del pasillo. Hice con anticipación las coordinaciones del funeral para reservar un salón privado con ese propósito.

Cuando llegó el momento de seleccionar la parcela en el cementerio, Randy se negó a ir, diciendo que no tenía ganas. Había llovido durante los dos días anteriores, y se quejaba de dolor y cansancio, por lo que pasé varias noches frotándole los pies y la espalda para aliviarlo. Así que el martes 13 de mayo fui sola al cementerio. Llamé a mi amiga Cleah para decirle lo que estaba haciendo. Hablamos unos minutos mientras yo caminaba mirando las parcelas de cremación que me parecieron demasiado hacinadas: una lápida sobre otra. Finalmente escogí un sitio soleado, porque a Randy le encantaba el sol. ¡Nada de tumbas bajo la sombra de los árboles! También quería una parcela alejado de la calle principal para que fuera apacible. Incluso descubrí la existencia de un terreno de juegos en un campo cercano al cementerio. Me gustó la idea de que los niños jugaran a poca distancia de allí y de que el viento transportara sus voces, porque Randy echaría de menos ver crecer a sus hijos. Sé que es un pensamiento absolutamente irracional, pero aquel detalle me pareció adecuado y le dio al lugar un carácter significativo y especial. Aquellos tres elementos me infundieron un sentido de paz interior. Si hubiese esperado a que Randy muriera para escoger la parcela, nunca habría pensado en todos aquellos detalles mínimos porque estaría en crisis emocional, abrumada, y con familia y niños necesitados de mi atención. Randy no me pidió ver el sitio después de que lo seleccioné y pagué. Sin dudas, era demasiado difícil estar ante el sitio de descanso final de su cuerpo. Ambos hablamos bastante con Wanda acerca de los tratamientos terminales. Randy firmó una orden de no resucitación (DNR). No quería que lo sometieran a ninguna medida drástica para salvarle la vida. Colocamos la orden en la parte trasera de la puerta del dormitorio, en caso de que sufriera un infarto y hubiera que llamar a los paramédicos. Nos resultó de gran utilidad que Wanda tuviera experiencia en ese campo. Fue ella quien sirvió de guía en la conversación y nos llevó por el camino correcto. Por suerte nunca tuvimos que usar dicha orden, pero nos infundió paz mental a ambos. Nuestro abogado también preparó las directivas médicas anticipadas, que especificaban otros tratamientos a los cuales Randy no quería que lo sometieran, rechazando el uso de un respirador así como la nutrición e hidratación administrada artificialmente, para que no le prolongaran la vida y se le permitiera fallecer al paso normal de la muerte. Otro documento, donde se designaba un representante que tomaría las decisiones referentes a la atención médica, describía deseos similares. Randy me eligió como su apoderada médica para hacer cumplir su voluntad en caso de que no pudiera hacerlo por sí mismo. También me otorgó poder notarial general y duradero para tomar decisiones judiciales, fiscales, de negocios y médicas en caso de su incapacidad. Ambos trabajamos con esos documentos desde el verano de 2007 hasta abril de 2008. Los analizamos y hablamos tanto de ellos, que finalmente sentí que sabía realmente los deseos de Randy si tenía que actuar por él.

Otra cuestión que Randy sacó a relucir durante nuestras conversaciones acerca de su muerte fue algo de lo que muchos enfermos terminales hablan con sus médicos, enfermeras y seres queridos: la eutanasia. Randy introdujo el tema diciendo que no quería agonizar por mucho tiempo, un final que sentía como una carga para mí, y una secuencia aterradora para sus hijos. Pero tampoco quería tomar medidas innecesarias. En su mente, avizoraba el final de su vida como una caída en coma durante cierto tiempo, pues eso es lo que sucede en la mayoría de los casos de cáncer de páncreas. Si eso ocurría, me pidió que le suministrara una dosis abundante de analgésicos para acelerar el proceso de agonía y garantizar una muerte rápida. Aquel pedido me dejó estupefacta.

Luego de haber transcurrido algún tiempo después de aquella conversación, he llegado a comprender que se trata de un tema común para el cual deben prepararse quienes cuidan de un enfermo terminal. Pero yo no estaba preparada para esa solicitud de Randy, y la rechacé de inmediato. Hasta ese momento había aceptado muchos de sus pedidos, accedido a gran parte de sus deseos, pero sabía internamente que iba a ser incapaz de cumplir con ése específicamente, aunque supiera que no despertaría jamás. Le hice saber que, a pesar de cuánto lo amaba y respetaba, no podía administrarle una sobredosis. La razón principal era que no podía arriesgarme a que nuestra enfermera de cuidados terminales o cualquier otro profesional médico descubriera que yo había propiciado su muerte. No podía darme el lujo de ir a la cárcel, ni tampoco podía imaginarme qué sería de mis hijos con su padre muerto y su madre en prisión. Pero Randy no se enojó conmigo. Tampoco trató de intimidarme ni acosarme, porque comprendió. Y aquella conversación terminó donde había comenzado, y no se habló del tema nunca más. Al lanzar la pregunta, Randy se enteró de mi posición y yo entendí sus temores. Sin duda alguna haría cualquier cosa por él... pero hasta cierto punto.

Estoy consciente de que es un tema sensible, pero es parte natural del proceso de agonía de un enfermo terminal. No estoy abogando por una posición determinada ante la eutanasia, sino más bien llamando la atención sobre el hecho de que cuando nos enfrentamos a la muerte, muchas personas expresan sus temores y las formas posibles de evitar un encuentro con sus peores pesadillas, hasta el punto de considerar la eutanasia. Quiero destacar que el papel de quien cuida de un enfermo en la toma de decisiones relacionadas con la atención médica y otros aspectos de la fase terminal es normal y parte necesaria del proceso. Nadie debe sentir temor a participar en esas conversaciones, ni tampoco considerarlas inapropiadas.

Aunque en esos momentos consideré que nuestras conversaciones fueron difíciles, incómodas y dolorosas, me beneficiaron enormemente. Si nunca hubiéramos analizado los últimos deseos de Randy, o no hubiéramos procedido a elaborar los documentos judiciales necesarios, yo habría estado en una posición terrible. Sentí que estaba preparada para lo peor, y entendí los temores de Randy, lo cual, a cambio, me hizo apoyarlo. Una vez resuelta la logística del velatorio y del entierro, tuve tiempo para llorar la pérdida. Si hubiera decidido hacerlas en otro momento posterior, habría tenido demasiadas emociones y muy poca capacidad mental analítica para tomar decisiones bien pensadas. Por eso, nuestra plena disposición para realizar las tareas más sombrías, aunque difícil en ocasiones, me resultó una bendición. Nuestro pragmatismo también funcionó a la perfección para preparar a nuestros niños ante la inminencia de la muerte de su padre.

11

Hablarles a los niños del cáncer y de la muerte

UNQUE TAL VEZ NO ESTUVIERA PREPARADA para el día preciso del fallecimiento de Randy, me sentía confiada para hablar con nuestros hijos del cáncer de su padre y de su muerte. Randy y yo hablamos muchas horas con nuestra consejera para conocer detalles de las fases de desarrollo de nuestros niños pequeños, de cómo comprendían el tiempo y la muerte, cuándo hablarles acerca de la enfermedad de papi, y en última instancia, de cómo darles la noticia a Dylan, a Logan y a Chloe cuando su padre muriera. Para garantizar que no se nos olvidara nada, escribí guías de conversación en tarjetas de fichero y las ensayé una y otra vez. No quería perder un solo detalle cuando llegase el momento de dar la triste noticia. Tenía presente la posibilidad de que me dejara llevar por mis emociones. Y como cualquier padre, quisimos evitarles a nuestros hijos el máximo dolor posible, pero además, disipar sus temores y preocupaciones para que no albergaran ningún sentimiento de culpa.

Cuando le diagnosticaron el cáncer por primera vez a Randy y se le programó la operación en septiembre de 2006, nos sentamos con Dylan, quien tenía entonces cuatro años, para decirle que su papá estaba enfermo. Randy le aseguró a Dylan que no se contagiaría con la enfermedad de papi. Después de realizado el procedimiento Whipple, Randy les mostró a los chicos la enorme, amarilla y horrible herida que se extendía desde su clavícula hasta alrededor y más abajo del ombligo. A Logan le fascinó, y solía señalar con el dedo hacia el torso de Randy diciendo: «¡Yaya!». Al igual que un guerrero mostrando sus heridas de batalla, Randy se levantaba la camisa para revelar su incisión, y le aseguraba a Logan que su "yaya" estaba mucho mejor.

Después de terminar la quimioterapia en abril de 2007, Randy, los niños y yo celebramos el acontecimiento con globos y dulces. Luego, no volvimos a mencionarles de nuevo el tema del cáncer. Ojos que no ven, corazón que no siente. Por tanto, era fácil que los niños olvidaran la presencia de un monstruo acechante en las sombras de nuestras vidas. Randy era el vivo retrato del hombre sano: recuperó algunas libras, hacía ejercicios en el gimnasio, dormía en la habitación principal con mami, jugaba con sus hijos y disfrutaba una vida aparentemente normal y libre de preocupaciones. En breve, comenzó a actuar como cualquier otra persona que no padeciera de cáncer. Randy y yo nos cuidamos de ocultar nuestro temor secreto de que el cáncer se reprodujera, y así los niños se olvidaron de la permanencia en casa de los tíos por espacio de dos meses mientras su padre se sometía a la quimioterapia y la radiación en Houston. Tampoco recordaban a aquel padre delgado y constantemente friolento, cansado y gruñón que dormía en el sótano. Todo lo que veían y sabían era que su papi estaba viviendo la vida a plenitud.

Después del regreso del cáncer en agosto de 2007, consultamos con nuestra consejera para saber cuál sería el momento adecuado para hablarles a los niños acerca de las condiciones de salud de su padre. La experta nos dijo que esperáramos hasta que Randy fuera físicamente sintomático y sin posibilidades de recuperación.

La razón era que no queríamos sacar a colación el tema prematuramente, porque a los niños sólo les preocuparía que su padre muriera hoy, esta noche o esta mañana. Nos habían dicho que a Randy sólo le quedaban de tres a seis meses de buena salud, pero que podía recaer antes o después de ese plazo. Si a nosotros nos fue muy duro vivir con aquella realidad, lo habría sido mucho más para un niño de seis años. Por tanto, quisimos evitarles a los niños la mayor cantidad de dolor y ansiedad posible. También era difícil determinar cuándo se recuperaría Randy de la recaída; ni siquiera sabíamos si se recuperaría. Por ende, atendiendo a las recomendaciones de la consejera, esperamos a que alguno de los niños mostrara señales de estrés, o preguntara directamente qué le estaba ocurriendo a su padre.

Para junio de 2008, Randy estaba visiblemente enfermo e incómodo, tanto que resultaba imposible decir que la "yaya" estaba mejor. A diferencia de otros tiempos en los que Randy podía fingir sonrisas y energía, hacía muecas de dolor, colocaba exhausto la cabeza sobre la mesa de comer y se ponía las manos en la cintura y flexionaba el cuerpo con seria incomodidad, quejándose constantemente de cuán cansado estaba. Hasta dejó de bajar diariamente y de participar en el ritual de la hora de dormir, ni tampoco bañaba a los niños ni les contaba cuentos. Y sentarse afuera para ver jugar a los niños o disfrutar del buen tiempo se fue haciendo un hábito cada vez más raro. Los niños, por supuesto, se dieron cuenta. En una ocasión, Dylan le alcanzó una almohada a Randy para que colocara la cabeza, y le hizo dibujos esperando que lo ayudaran a sentirse mejor. Como era el hijo mayor, a sus seis años y medio Dylan se preocupaba cada vez más de que Randy no se sintiera bien. Logan, con sus tres años y medio, sentía el estrés que imperaba en la habitación y reaccionaba con gritos e hiperactividad. Mi conducta también contribuía a que se enteraran de lo que ocurría. Siempre les pedía que se estuvieran tranquilos mientras papi dormía, o que fueran buenos con papi. Y se me ponían los nervios de punta cuando estaban alrededor de Randy, temerosa de que el nivel de ruido lo abrumara, o que sus forcejeos lo lesionaran, pues el juego de manos fue siempre uno de sus favoritos.

Nuestra casa se había convertido en una especie de circo en el que entraban continuamente familiares y amigos para quedarse o visitarnos. Los niños se daban cuenta y preguntaban por qué había tanta gente, a lo cual les respondía, de la manera más indiferente posible, que querían ver a papi porque no se sentía bien. Los niños son muy perspicaces, incluso si no les decimos lo que nos preocupa, adivinan que algo anda mal. Tal vez no sabían preguntar o no querían hacerlo, pero expresaban sus emociones de otras maneras, como el alboroto de Logan. Estaban a la caza de alguna señal de estrés: nuestra niñera, tías y tíos, abuelos, maestros, visitantes. Cualquier cosa fuera de lo común que detectaran, como hipersensibilidad o preocupación por su padre, me lo informaban enseguida. En ocasiones lo hablaba con Randy, pero la mayor parte del tiempo lo hacía con nuestra consejera, recurriendo a sus conocimientos para que me guiara con respecto al momento apropiado para hacerles saber a los niños las condiciones de salud de su padre.

El Día de los Padres de 2008, supe que había llegado ese momento. Mientras el último visitante estaba a punto de marcharse, Dylan corrió a esconderse tras el cesto de la ropa en el dormitorio de Chloe. Rachel vino a decirme que el niño estaba confuso e irritado y no quería salir. Subí a verlo, y al cabo de unos minutos me di cuenta de que no era la partida del tío Jack lo que le molestaba, sino la salud de Randy. Y me acordé de lo hablado con la Dra. Reiss. Las tarjetas de fichero me vinieron con tal claridad a la mente que me sentí confiada y me convencí de que ya estaba preparada.

Comencé preguntándole a Dylan si sabía qué le ocurría a papi. «No», me respondió. Luego le dije que si tenía alguna idea, dejándolo pensar y sin intentar apresurarlo ni guiarlo en dirección alguna. Finalmente me dijo que pensaba que papi estaba enfermo.

En ese momento le pregunté si quería saber más acerca de la
enfermedad de su padre. Si la respuesta hubiese sido negativa, no
habría forzado el tema y lo habría consolado. Sin embargo, Dylan
me dijo que quería saber. Y llegó la hora de sostener una de las
conversaciones más difíciles de mi vida.

Comencé diciéndole a Dylan que el cáncer de Randy había
regresado, usando la misma analogía a la que recurrimos en el
otoño de 2006: el cáncer era como una mala hierba en el jardín.
Ahora que la mala hierba estaba de vuelta, hacía que papi se sintiera
muy enfermo, y los médicos le estaban dando una medicina especial
para que mejorara. Sin embargo, esa medicina era tan fuerte que
también hacía que papi se sintiera mal. Dylan escuchó con atención
y sin moverse mientras le hablaba y le aseguraba que nada de
lo que él había hecho había provocado el regreso del cáncer, ni
tampoco el que se comportara de alguna manera distinta podía
hacer que papi mejorara. Los niños pequeños son egocéntricos
y creen que sus acciones pueden influir o provocar realmente
ciertos acontecimientos en el mundo. Por ejemplo, algunos niños
creen que por su comportamiento sus padres se enferman o se
divorcian. E inversamente, pueden pensar que si se comportan de
cierta forma, sus padres sanarán o volverán a vivir juntos si están
separados. También le expliqué que papi no quería que volviera el
cáncer, y le enfaticé que estaba haciendo todo lo posible para sanar.

Sé que toda aquella información era abrumadora para el niño.
Sin embargo, Dylan es tan perspicaz y brillante que tomó una
dirección que no esperaba y me hizo penetrar en un territorio
inexplorado. Me preguntó que si yo tuviera que apostar, ¿apostaría
a que su papi iba a morir de cáncer? ¡Caramba! Una pregunta que
me tomó desprevenida, aunque luego recordé que no debía estarlo,
pues Randy le había enseñado a Dylan el concepto de una apuesta.
¡Y no tenía una tarjeta de fichero con una respuesta a mano!
Sabía muy bien que no podía decirle lo que pensaba realmente, ni

tampoco que Randy iba a morir, o que no ocurriría ningún milagro. Por tanto, le dije honestamente que tenía temor a responderle esa pregunta. Cuando él me preguntó por qué, le expliqué que temía que él se enojara conmigo si decía que papi iba a sobrevivir y luego moría; o, por otro lado, si decía que papi iba a morir y sobrevivía. Dylan pareció comprender el dilema y me prometió que no se enojaría conmigo si apostaba incorrectamente. Entonces le dije a mi hijo de seis años y medio que su padre sobreviviría. Lo abracé y le dije que, pasara lo que pasara, lo cuidaría y habría mucha gente que lo amaba. Sus abuelos, sus tíos y tías, sus primos y sus amigos también lo querían y lo cuidarían. No estaba solo.

Inmediatamente después de nuestra conversación, fui a ver a Randy porque necesitaba saber lo que le había dicho a Dylan. Apenas había terminado de contarle nuestra conversación, se apareció Dylan y le preguntó a quemarropa si el cáncer había vuelto y si iba a morir. Sin perder un segundo, Randy le aseguró que iba a hacer todo lo posible para combatir el cáncer y le dijo lo mismo que yo. Dylan pareció aliviado de haber podido hablar con nosotros acerca del cáncer y de sus temores. Estaba muy optimista, pero Randy no. Le pedí a Rachel que se llevara los niños a jugar al parque por un rato para poder estar a solas con Randy.

En cuanto el coche se alejó, Randy comenzó a llorar. Estaba abrumado por emociones demasiado fuertes. Sólo yo podía imaginar lo que sentía. Y todo lo que pude hacer fue abrazarlo. ¡Qué manera de terminar un Día de los Padres!

Para mí fue un alivio decirle a Dylan, y luego a los demás niños, que su padre tenía cáncer. Esto me permitió aceptar la presencia del elefante en la sala, ese mismo elefante que tanto me había esforzado en ocultarles. Aunque creía que era lo correcto, me sentí algo culpable por no darles acceso a aquella información. Guardar las apariencias de que todo andaba bien, de que nuestras vidas transitaban por una senda normal, era una carga, una carga de la que me alegró deshacerme.

Pero el dolor que le ocasionó a Randy fue enorme. Como cualquier hombre, mi esposo no era dado al llanto. Sólo lo vi llorar un par de ocasiones, una de ellas ante la muerte de su padre. Y verlo tan profundamente afectado me entristeció y me hizo maldecir su cáncer por esa otra dimensión de dolor que le causaba. A pesar de que ambos sabíamos que ese momento iba a llegar y nos habíamos preparado para ello, esa certeza no evitó el disgusto de decirles a nuestros hijos que su padre tenía cáncer. Creo que en cierta medida sentimos que los habíamos defraudado, que les habíamos fallado como padres, pues sabíamos que no tendrían una infancia normal con dos padres cariñosos para criarlos, protegerlos y estar junto a ellos en cada recodo del camino. Por supuesto que no son pensamientos racionales, sino los naturales de los padres que saben la responsabilidad que implica traer un niño al mundo. Teníamos que hacer las paces con nosotros mismos y aceptar que no habíamos elegido nuestra situación. Había que jugar lo mejor posible con las cartas que nos habían tocado en suerte.

En las primeras horas de la mañana del 25 de julio de 2008, Randy comenzó a vomitar. Luego volvió a acostarse y falleció. Pero no se lo dije a los niños de inmediato. Tenía que prepararme, controlar mis pensamientos y emociones, y garantizar que estuvieran en un ambiente cómodo y rodeados de afecto. Había coordinado de antemano que se los llevaran a casa de mi hermano y mi cuñada cuando llegara ese momento. Mientras me hacía cargo de la logística —llamar a la enfermera de pacientes terminales, poner en movimiento la cadena de información telefónica y recibir familiares—, mis hijos siguieron su rutina normal: ir al campamento de verano, jugar en el parque con nuestra niñera. Tenían que almorzar y dormir la siesta antes de ir a casa del tío. Pero no quería arriesgarme a que vieran cómo sacaban el cadáver de la casa para colocarlo en el coche fúnebre, ni cómo el camión del hospicio se llevaba la cama de hospital y otros aparatos del dormitorio de Randy. Esa misma tarde me reuní con los niños en casa de mi hermano. Mientras jugaban, mi hermano, su esposa, nuestra niñera extraordinaria Laura O'Malley, y nuestra nana Rachel Paige y yo nos sentamos ante la mesa de la cocina para coordinar la maniobra. Quería tener una muestra de apoyo y la presencia física de las personas que los querían y ayudarían a cuidarlos. Y además, muchos brazos que los consolaran cuando llegara el momento en que yo tendría que conmocionar su mundo.

Con todos en posición, llamé a Dylan, a Logan y a Chloe para que bajaran a conversar. Dylan captó instantáneamente la tensión en el aire y los acontecimientos inusuales, y preguntó si había muerto su padre. No le respondí directamente, sino más bien me mantuve dentro del plan que había trazado. Después de estar sentados con cada niño en el regazo, comencé diciéndoles que el cáncer había debilitado mucho el cuerpo de papi, que los médicos habían probado con todos los medicamentos posibles para eliminar el cáncer y hacer que papi mejorara, pero no había resultado. Luego les expliqué con palabras simples que a su padre le había dejado de latir el corazón, había dejado de respirar y había muerto esa mañana. Papi no comería ni respiraría más. Estaba muerto.

No hay nada peor para una madre que ver a sus hijos tan afectados emocionalmente. Perder su padre a edades tan tempranas (seis y medio, tres y medio y dos) hizo que las heridas de mi corazón se abrieran más por las grietas que mi propio dolor había provocado. Pero ver sus lágrimas y escuchar su llanto por su padre era demasiado. Ni siquiera puedo comenzar a describir la tristeza que sentimos en aquel momento.

A sus dos años, Chloe no comprendió inicialmente que su padre estaba muerto o lo que aquello significaba. Se quedó sentada a la mesa durante unos minutos mientras yo hablaba, y luego se deslizó de su asiento y salió corriendo de la habitación. No la obligué a sentarse a la mesa y escuchar. Era simplemente demasiado pequeña para procesar más allá de las primeras frases. Y estaba bien. Ya tendría numerosas oportunidades de hablar acerca de lo que le había ocurrido a su padre.

Al principio, casi todos los días uno de los niños preguntaba por su padre y me pedía que les dijera qué había ocurrido, y tenía que repetir la explicación de la muerte de Randy una y otra vez usando las mismas palabras simples, añadiendo que su padre no quería morir, que había tratado al máximo de vencer la enfermedad. También le enfatizaba que no habían hecho nada que provocara la muerte de Randy, ni tampoco podían hacer nada por devolverle la vida. Independientemente de lo que estuviéramos haciendo, de lo que me entristecía hablar del tema, siempre dediqué tiempo para explicarles el fallecimiento de Randy y el significado de la muerte, y reiterarles que no eran responsables de lo ocurrido, y que ninguna de sus acciones podría hacerle volver a vivir. Sus necesidades emocionales eran primordiales. Si responder sus preguntas una vez más equivalía a que llegaran tarde a la escuela, que así fuera. Si uno de los niños estaba incómodo, pero el otro no quería hablar sobre la muerte de Randy, entonces yo me llevaba al que quería hablar a otra habitación para charlar en privado sin molestar a los demás. Si me entristecía o comenzaba a llorar, reconocía que estaba triste pero les explicaba que no siempre me sentía así, y que ellos tampoco debían sentirse así. Pero lo más importante era que quería que mis hijos supieran que podían expresar sus sentimientos relacionados con la pérdida de su padre, y que allí estaría yo para cuidarlos tanto emocional como físicamente. Ayudarlos a asumir el dolor y asumirlo yo misma fue el camino que seguimos a partir de entonces.

12

Aflicción

EN AQUEL GLORIOSO, SOLEADO Y CALUROSO día de verano del 28 de julio de 2008, entré en el coche negro reservado para los familiares inmediatos del difunto. Creo que fue la segunda vez que viajaba en limosina, esa vez con mi suegra y con la hermana de Randy. La nana y los niños iban en otro automóvil para que pudieran regresar a casa a almorzar y dormir la siesta. A medida que fueron llegando nuestros familiares y amigos a la capilla funeraria donde rendiríamos homenaje a la vida de Randy, me despojé de mi «espíritu empresarial» y me concedí permiso para experimentar a fondo el servicio fúnebre. Todo había salido a la perfección. Se les prestó atención a todos los detalles y mis hijos estaban bien. Nada reclamaba mi atención. Tampoco tuve que contenerme ante nadie, ni mostrar mi lado fuerte para no asustar a los niños ni entristecer a mi esposo. No iba a impedir que afloraran aquellos sentimientos de tristeza y no estaba dispuesta evadir el dolor de aquel momento. Randy tenía razón: el velatorio iba a ser mi momento, mi oportunidad de dejar a un lado las responsabilidades de la vida hogareña y pasar a ser el objeto de atención de mí misma.

Cuando entré a la capilla ya estaban casi todos sentados. Caminé por el pasillo junto a mi cuñada y mi mejor amiga, y nos sentamos en el primer banco. Directamente tras de mí estaban los familiares más cercanos de Randy: su madre, su hermana y su familia. A mi izquierda, los encargados de llevar el féretro, entre ellos mis dos hermanos, Bob y Rick. El resto de la capilla estaba ocupado por nuestros amigos, colegas universitarios de Randy y los miembros de mi familia. También asistieron el oncólogo de Randy y Jeffrey Zaslow, coautor del libro, pero como había solicitado Randy el funeral fue privado, una buena idea porque así el servicio fue más personal e íntimo. Allí, en el círculo seguro de los amigos, la tristeza no era tan abrumadora como cuando estaba sola. Tal vez porque cada uno sostenía un fragmento del manto de aflicción.

Después de que el ministro concluyera el servicio religioso y la hermana de Randy su panegírico, se invitó a los asistentes a subir al estrado y compartir alguna reminiscencia especial de Randy. A pesar de que gran parte de esas historias ya se habían escuchado o presenciado, me reconfortó volver a escucharlas y recordarlas junto a mis amigos y familia. Y allá se echaron a volar mis propios recuerdos impulsados por la anécdota que uno de los amigos de Randy contó acerca de su singular e imaginativo espíritu. Uno de sus amigos de toda la vida relató algunas de sus bromas tontas de universitario. En los ochenta, cuando Randy cursaba estudios en Carnegie Mellon y compartía una casa en Pittsburgh con otros alumnos de Informática, hizo un pastel de cumpleaños para uno de sus amigos usando azúcar granulada en el glaseado. No es necesario agregar que quedó demasiado crujiente. Su amigo le devolvió el favor haciéndole otro pastel de cumpleaños de gelatina cubierta de glaseado de verdad. La historia me hizo recordar las sorprendentes habilidades de Randy en ese campo, quien llegó a hacer pasteles de tablero de ajedrez e incluso pasteles de bodas. En una ocasión hizo uno en forma de cangrejo azul para la fiesta del octogésimo cumpleaños de su padre. La única vez que le vi comprar algo en la tienda Williams-Sonoma fue un molde Bundt en forma de castillo de arena.

Además, escuchamos algunas de las piezas que a Randy le gustaban, como "Linus and Lucy" por Vince Guaraldi. No puedo escucharla sin recordar las tantas veces que Randy le pidió a su sobrina que se la tocara al piano. La niña siempre accedía, y la interpretaba de memoria. También vimos una presentación de diapositivas con fotografías que seleccioné que representaban diferentes etapas de la vida de Randy, un proyecto increíblemente doloroso que acometí antes de la muerte de Randy. Pero mis esfuerzos dieron fruto. Los asistentes rieron y suspiraron conteniendo el llanto mientras pasaban las imágenes.

Durante aquella hora en la capilla funeraria, tuve un sentimiento de déjà vu, pues advertí curiosas similitudes entre el velatorio de Randy y nuestra boda ocho años atrás. El mismo ministro que nos casó fue el encargado del servicio fúnebre. Escuchamos "The Rose", la canción que Randy escogió como tema de nuestra boda, que me remontó a aquel hermoso día de primavera cuando escuchamos a su hermana cantarla tomados de la mano.

Randy y yo elegimos "The Rose" porque expresa la esperanza de que el amor floreciera. Y allí estaba yo, mirando las rosas rojas que cubrían su ataúd. Cuando finalmente los encargados de llevárselo lo levantaron, lo seguí respetuosamente. No fue hasta ese momento que me impactó la realidad: Randy había muerto, y yo me había quedado sola. Ahora caminaría sin él a mi lado. No sé cómo pude ver a través de las lágrimas para recorrer el breve trayecto desde la capilla hasta el coche fúnebre.

Aquella secuencia de pensamientos me llevó a la autoconmiseración. En el entierro reflexioné acerca de cómo el reverendo Herndon, en vez de declararnos marido y mujer, entregaba el cuerpo de Randy a la tierra, liberándome de mis votos matrimoniales de «hasta que la muerte nos separe». ¡Cuántas locuras nos vienen a la mente en esos momentos! Admito que me alabé a mí misma por haber cumplido con mis votos en el segundo matrimonio.

Dado que el primero culminó en divorcio, me maravillé de mi capacidad para hacer funcionar un matrimonio. Uno de los rayos de esperanza al cuidar de Randy en su enfermedad fue que aprendí mucho de mí misma, como que podía ser una buena pareja, que podía afrontar momentos difíciles y no limitarme a ser sólo una esposa en los buenos tiempos. Pero no estaba preparada para renunciar a mi papel de esposa del hombre más dedicado y amoroso que conocí jamás, el hombre que fue verdaderamente «mi media naranja». Al conocerlo y aprender de él, Randy me hizo una mejor persona, a pesar de que tuvimos algunas disputas. ¿Qué sería de mí ahora que mi media naranja no estaba? ¿Qué quedaría de mí? ¿La media naranja menos sustanciosa? ¿La peor mitad? Honestamente no puedo recordar lo que dijo el ministro en el entierro. Mis pensamientos me arrastraron a una madriguera de la que no pude escapar.

Cuando planifiqué el funeral de Randy, quise concluirlo con un gesto significativo. Por tanto, en vez de despedir a los presentes al término del entierro, el ministro les pidió que tomaran una rosa roja y la depositaran sobre el féretro de Randy. Tuve el honor de ser la primera en hacerlo. Tomé la rosa, y pensé en nuestra canción de bodas, "The Rose". Mientras me encaminaba al ataúd de mi esposo, recordé todas las rosas rojas y ramos de flores que me enviaba Randy cuando éramos novios a distancia, e incluso después de casarnos. Una vez ante el féretro, suspendido sobre la sepultura abierta, coloqué con cuidado la rosa. Y le hablé a Randy. Le dije cuánto sentía su muerte. Justo en ese momento me cayó encima todo el peso del dolor de su muerte. Me quedé paralizada, y, literalmente, no pude moverme a causa de los intensos temblores de mi llanto. El rostro se me llenó de lágrimas. Ni siquiera pude quitar las manos del ataúd para secarlas. Allí estuve abrumada durante minutos que me parecieron una eternidad, repitiéndole a Randy cuánto lo sentía. Me aferré al ataúd, usándolo como sostén para no caer.

Finalmente, mi cuñada vino a preguntar si me sentía bien. «No puedo moverme», le respondí. Ella me ayudó a sacar las manos del féretro, y me sostuvo mientras caminamos al coche funerario. Ya lejos de la sepultura, recuperé lentamente la compostura. Me avergonzó mi reacción y mis muestras de emoción incontenible. No tenía pensado quebrarme así ante los presentes, y no tenía idea de cuál fue su reacción ante lo que vieron. Mi compasiva familia jamás ha hablado del tema. Poco después del funeral, me di cuenta cuánto bien me había hecho llorar tanto, en vez de ser fuerte o preocuparme por el qué dirán. Aquella ceremonia fue la primera vez que sentí aquellas emociones estremecedoras. Y no sería la última vez.

Un aspecto útil de cuidar de alguien con cáncer terminal es que tuve mucho tiempo para procesar la idea de que Randy no iba a estar más en mi vida, de que iba a morir, de que iba a estar sola sin él en el mundo, de que me convertiría en madre sin esposo. Cuando estaba en la piscina con los niños mientras Randy se quedaba en casa, pensaba: «Así serán las cosas cuando ya Randy no esté», y en esos momentos me afligía por la vida que estaba perdiendo. Pero tal aflicción no equivalía a romper en llanto. Por el contrario, estaba consciente del cambio sin precedentes que experimentaría mi vida, y sentía remordimientos, melancolía y tristeza. Nuestra consejera, la Dra. Reiss, me había asegurado que era beneficioso permitirme aquellos breves momentos de aflicción que aliviarían la potencia del golpe final.

Durante varios meses antes de su muerte, cuando el cáncer se propagó del hígado y el bazo a los pulmones y la cavidad peritoneal, Randy comenzó el proceso de deslizar su atención de su vida al más allá, y perdió lentamente el interés en los asuntos mundanos como las próximas elecciones presidenciales, por ejemplo, algo de lo que habría leído y debatido vigorosamente. Una mañana, me dijo que había visto a su difunto padre sentado en la habitación con él. No estaba molesto, sino más bien sentía curiosidad al respecto. Ya yo había leído en varios materiales sobre enfermos terminales que se trataba de una experiencia normal que tienen las personas a punto de morir. Ambos comprendimos que se le acababa el tiempo. Luego de varios meses de preocupación y temor, después de vivir a la sombra de la muerte y ser testigos del dolor de abandonar la vida, el fallecimiento de Randy me resultó una especie de alivio. Pude desasirme de Randy, o al menos de la responsabilidad de cuidar de él. Pude dejar de intentar salvarlo sometiéndolo a tratamientos experimentales. Pude dejar de obsesionarme por cualquier cambio en su estado de salud, de preocuparme de que el síntoma más insignificante como la hinchazón abdominal pudiera ser una señal de algo más grave como insuficiencia renal. La tensión de mantenerlo vivo cada día, que pesaba terriblemente sobre mí, desapareció.

A menudo, quienes cuidan de alguien se sienten culpables por desear que sus seres queridos sigan vivos, sabiendo que sólo la muerte les traerá la paz. También me enteré en diversos artículos que tanto los pacientes como quienes cuidan de ellos se muestran estoicos y firmes ante el dolor y la muerte. La batalla de Ted Kennedy con un tumor cerebral es un ejemplo perfecto. Pero sentirse abrumado por las exigencias absorbentes e infinitas de cuidar de un enfermo no es un reflejo de falta de dedicación o de amor por el ser querido moribundo. Yo sufrí en silencio junto a Randy. No pude distanciarme de la situación —de mi trabajo de cuidar de él— para recargar las baterías y volver a la carga con nuevas energías. El cuidado de un enfermo no es un empleo de ocho horas con pausa para almorzar. Mis pensamientos y acciones gravitaban en torno a Randy, estuviéramos físicamente juntos o no.

Por suerte, conté siempre con una amiga a quien contarle mis sentimientos sin temor a ser incomprendida. Su esposo estaba muriendo de cáncer más o menos al mismo tiempo que Randy,

y ella me narraba sus propias dificultades para asumir la batalla
nueva e intensificada de su esposo mientras iba perdiendo la
vida lentamente. «¿Cuándo terminará ese sufrimiento? ¿Cuándo
Dios tendrá misericordia y se lo llevará a su reino?», nos
preguntábamos mutuamente mientras el dolor y las complicaciones
se incrementaban más y más en los meses finales. No se trataba de
que ninguna de las dos quisiera que nuestros esposos muriesen,
sino que no soportábamos ser testigos del lento deterioro causado
por el cáncer invasor de sus organismos, que daba por resultado
una pérdida de las funciones físicas y cognitivas. Cada semana
se presentaba otra complicación de salud ya fuera por el cáncer
o la quimioterapia, sumándose a la lista creciente de achaques y
problemas que sufría Randy: el dolor de vientre al comer que lo
hizo alimentarse menos, lo cual, a su vez, le provocaba fatiga, y
esta conducía a depresión y somnolencia, lo cual reducía aun más
su apetito. Un ciclo que sólo se intensificó. No hubo pausas en los
cambios en el estado de salud de Randy, lo cual no nos daba tiempo
a él ni a mí de adaptarnos a su trastorno más reciente. Y así fuimos
descendiendo sin parar, hasta que la muerte nos liberó a ambos de
su abrazo horrendo, y finalmente Randy pudo descansar en paz.

Aunque sabía que su muerte era inminente, aunque había
pensado en ello y tratado de imaginarme cómo sería la vida cuando
Randy no estuviera, no estaba preparada para el potente impacto
del dolor de perderlo. ¡Qué equivocada estaba con respecto a la
magnitud de la respuesta emocional que sentí en las horas, días y
meses que siguieron al fallecimiento de Randy! Aquellas oleadas
pequeñas y leves de aflicción que me permitía sufrir antes de su
muerte se transformaron en tsunamis de tristeza que se estrellaban
en mi cabeza y me arrastraban al fondo más oscuro. Recuerdo
comparar lo opresivo de la aflicción que sentí con los dolores de
parto. Durante el parto de Chloe, mi cuerpo seguía sus ritmos y
respuestas naturales: la contracción muscular, el dolor increíble

que no me dejaba respirar y la fatiga. Me resultó muy extraño que dar a luz me provocara sentimientos similares a la pérdida de un ser querido.

Como tenía siempre cerca a los niños, no quise dejarme llevar por mis emociones y hacerlos testigos de mis intensos accesos de llanto. No quise atemorizarlos ni alterarlos, por lo que busqué una forma de hacerlo de una forma más controlada. Por ejemplo, en las semanas y meses posteriores al fallecimiento de Randy, encendía el ordenador después de que los niños se dormían, y activaba el video de una entrevista con Randy para poder ver su rostro y escuchar su voz. Recuerdo que la primera vez que lo hice, me conmocionó ver lo saludable que parecía, en comparación con la depauperación que el cáncer le provocó al final. Tal vez por esa razón no me dejaba tomarle fotografías en esa etapa terminal: no quería que yo ni nadie lo recordara así. Fue maravilloso evitar las imágenes finales de su enfermedad, y verlo como había sido durante gran parte de nuestra vida en común. Pero ver aquellas entrevistas tenía su precio. Verlo vivo y saludable volvió a abrir mis heridas tan recientes, y volví a sangrar cada noche al escuchar su voz y oírlo formular respuestas de la manera que sólo él podía hacer. Me dolía el corazón y el cuerpo, y no podía contener las lágrimas. La aflicción contenida dentro de mí necesitaba brotar como un mortal veneno.

Era el mejor momento para enfrentar mi aflicción: cuando los niños dormían y no podían ver ni escuchar mi llanto. También era la parte del día en que Randy y yo disfrutábamos de instantes ininterrumpidos como pareja, para enterarnos de cómo le había ido a cada cual, tomándonos las manos y acurrucándonos en el sofá. Pero ya no estaba, y el silencio y la ausencia después de que los niños se acostaban me decía a gritos que ahora estaba sola. Los videos de Randy que veía eran los ingredientes perfectos para crear mi brebaje de aflicción. Un elíxir potente que bebí intensamente durante muchas noches hasta que finalmente su magia funcionó.

Una vez más pude soportar las noches y controlar mi tristeza.

La aflicción no sólo se manifestó en accesos de llanto que habrían sido demasiado leves, casi controlables. También adoptó una forma física, que describí a mi médico de familia como acidez, como si tuviera algo alojado en la parte inferior de la garganta y me provocaba dolor en el pecho, impidiéndome respirar profundamente. Mis nervios también se debilitaron, haciendo que la mayor parte del tiempo estuviera alterada, a punto de las lágrimas. Incluso llegué a gritarles a los niños. Y fui perdiendo la atención a la vida cotidiana. Antes de la muerte de Randy, siempre estaba al día en el pago de las cuentas pendientes y de las exigencias domésticas. Sin embargo, después, aquella operación me parecía una tarea abrumadora. Comencé a ignorar los pequeños detalles que mantienen el buen funcionamiento de un hogar, y los problemas mezquinos de la vida me atraparon en sus redes, para deprimirme. Pero lo peor era que no quería recuperarme. Por lo general, no me dejo vencer, y trato de identificar y resolver los problemas. Pero al morir Randy nada me importaba, y tenía que importarme, porque tres niños pequeños dependían de mí.

En aquel momento el mundo me pareció frío y cruel, exigiendo alegría sin darla a cambio. Mi consejera y yo habíamos estado buscando señales de depresión para resolver el problema lo antes posible. Necesitaba firmeza de ánimo no sólo para mí, sino para los niños. No podía tomarme tres meses de asueto para descender a la oscuridad, ni sentarme en una silla y alejarme de todo hasta que curaran mis heridas y pudiera volver nuevamente a la luz. Me avergüenza admitirlo, pero estuve de acuerdo con mi consejera y con mi mejor amiga en que estaba deprimida y ansiosa, y comencé a tomar medicamentos ansiolíticos y antidepresivos después de que Randy murió. Por suerte funcionaron y dejé de sentir tirantez en el pecho, y de llorar ante lo más insignificante. También de sentirme irritada o abrumada. Y mis hijos y yo fuimos más felices. Estaba saliendo del hoyo. Eso no quiere decir que no me sintiera triste en ocasiones, pero la tristeza no fue más mi estado natural. Al parecer, las emociones oscuras que albergaba dentro de mí se neutralizaron. Los medicamentos fueron una cura a corto plazo. Necesitaba ayuda adicional hasta que mi mente y mi corazón sanasen lo suficiente como para volver a la normalidad.

También fue esencial el apoyo de mis familiares y amigos cuando me sentía incapaz de apreciar las pequeñas alegrías de la vida, cuando la aflicción parecía cubrirme como una sábana húmeda, impidiendo el paso de los últimos rayos de esperanza. Pero la aflicción es sólo uno de los retos que debí enfrentar en mi viudez reciente y como madre sola de tres niños pequeños. Al año siguiente encontraría muchos más demonios acechando en la sombra mientras comenzaba a adaptarme a mi nueva situación en la vida.

13

El año de los comienzos

A MENOS DE DOS MESES DE LA MUERTE de Randy, cumplí cuarenta y dos años. Randy me había sorprendido con un pastel de cumpleaños en su última lección, y cuatrocientas personas me cantaron el "Feliz cumpleaños". Un acontecimiento que se entrelazó profundamente y para siempre cada vez que cumplía un año más. En circunstancias normales, la feliz experiencia hubiera sido un regalo imperecedero, pero en este caso —con Randy fuera de este mundo— no pude dejar de pensar en lo mágico de ese momento, y cómo no volvería a tener nada igual porque el hombre que había llenado de magia nuestras vidas había desaparecido para siempre. Tampoco era saludable ni útil recordar el pasado y ansiar lo que ya no tenía. Pero tenía que hacer algo para alejar aquellos pensamientos, y la oportunidad perfecta fue una invitación de mi hermano. Para celebrar mi cumpleaños, me propuso cenar con algunos amigos en un restaurante de lujo especializado en mariscos, en Virginia Beach. Aunque cenar fuera parecería un acontecimiento mundano, este breve viaje me proporcionó la posibilidad de esperar un acontecimiento, algo positivo en que enfocarme para hacer a un lado lo negativo. Desde la muerte de Randy no había tenido a nadie con quien disfrutar de una cena magnífica ni una fiesta. Por el contrario, estaba anclada en mi rutina cotidiana de cuidar de los niños, otras responsabilidades domésticas y el interminable papeleo que desencadena la muerte de un familiar. El propio proceso de vestirme, de arreglarme el cabello y maquillarme me llenó de entusiasmo. Mientras me preparaba y escogía indecisa entre blusas y zapatos, no pensé en Randy ni en el hecho de que era una viuda joven. Ningún pensamiento triste se abrió paso por mi mente. Esa oportunidad fue un regalo en sí mismo para mí.

Durante los cuarenta minutos de camino al restaurante, mi hermano y yo nos pusimos al día de lo que le había acontecido a cada cual, riendo muchas veces. Como no había viajado con frecuencia a Virginia Beach, miraba por la ventanilla para disfrutar de las vistas: el sol comenzando a ocultarse en el horizonte, el tráfico a temprana hora de la noche, las casas en el camino, los botes a la venta en la marina, y finalmente el restaurante ubicado en un islote de Lynnhaven Bay. Mientras caminábamos por el estacionamiento, me arrepentí de haber usado zapatos de tacón alto. Obviamente, había perdido la práctica y el terreno era irregular. Una vez dentro del restaurante, me cautivó la visión de la gente en el bar y me imaginé cómo serían sus vidas. El reflejo del crepúsculo en el agua era fascinante, y me absorbió completamente la novedad de la excursión, la buena comida, las hermosas vistas, estar rodeada de otras personas y compartir la noche entre amigos con quienes pude sostener una conversación estimulante. No me sentí triste durante aquellas dos horas. La ausencia de Randy no fue primordial en mi mente. Por el contrario, disfrutaba el momento, viviendo mi vida como si no albergara sentimientos de pesar por lo que existió en otro tiempo.

Así comenzó mi «año de los comienzos», como le llaman los consejeros al año siguiente a la pérdida de un ser querido. Este período representa retos especiales para la persona en duelo, porque exige un intento de reconciliar el pasado con el presente.

Con cada fecha festiva y celebración, me preguntaba cómo manejar las tradiciones familiares que habíamos creado, después de que Randy se marchara de este mundo. Cada fecha señalada, además de los detalles logísticos que debíamos decidir, también evocaba recuerdos dolorosos. En espera de un próximo acontecimiento, trataba de decidir cómo podía cuidarme mejor para minimizar cualquier estrés o tristeza que pudiera sentir. Tal vez nuestros feriados y rituales seguirían la misma rutina establecida por Randy y por mí, o quizás crearían una nueva tradición, o una mezcla de lo antiguo y lo nuevo. El hecho de que algo funcionara para mí y los niños en este año «de comienzos», no quería decir que tuviéramos el compromiso de repetirlo en los años venideros, por lo que me tomé la libertad de renunciar a la forma en que Randy y yo solíamos hacer las cosas, y enfocarme en lo que nos sirviera para este momento. No tenía que estar atada al pasado. Tenía que aprender a concederme la libertad de hacer lo que fuera mejor para mi familia.

Pero a medida que se alejaban los días del otoño, comencé a sentir una tristeza creciente. Estábamos acercándonos a nuestra primera Navidad sin Randy, aunque no era exactamente así. Tuvimos que celebrarla sin él en el 2006, pues estaba sometido a su tratamiento de quimioterapia en Houston, aunque entonces sabíamos que nuestra familia volvería a reunirse. Pero ya no habría más Navidad con Randy ayudando a colocar la estrella en la punta del arbolito, o haciendo galletas de Navidad, o viendo cómo los niños abrían sus regalos. La Navidad de 2008 y el Año Nuevo 2009 fueron fiestas particularmente dolorosas. En vez de entusiasmo me embargó la tristeza, y sentí pavor por la llegada de la mañana de Navidad y de compartir con mi familia. Y quise alejar aquellos sentimientos rodeándonos de belleza. Colgué guirnaldas de pino en toda la casa, desde el vestíbulo hasta la escalera, en cada marco de puerta, incluso de la lámpara de la cocina y el sitio donde cuelgo las cazuelas. Y las flores de Pascua, los angelitos, los Santa Claus, los niños cantores, los tazones con peras doradas y los ornamentos brillantes contribuyeron aun más al ánimo festivo. También teníamos un árbol de siete pies que bloqueó la puerta trasera. Los niños y yo la pasamos de maravilla decorándolo. Pero llegó el momento en que la estrella esperaba su ascenso a la punta del árbol, y nos miramos unos a otros porque papi era el que cargaba a Dylan, el mayor y más capaz de los tres, para que la colocara. ¿Cómo íbamos a poner la estrella si papi no estaba? Tuvimos que enfrentar directamente la pérdida de nuestra tradición familiar, un gesto pequeño pero simbólico, y debíamos asumirla. Analizamos nuestras opciones: incluso con una escalera portátil, ninguno de los niños era lo suficientemente alto como para llegar a la punta del arbolito. Dylan dijo que yo debía poner la estrella en su lugar porque era la más alta. Pero yo propuse otra sugerencia: cargar a cada niño para que cada cual tuviera la oportunidad de ponerla, y luego quitarla para que la colocara otro. Yo sería la última en ponerla. El plan les gustó a todos, y nació una nueva tradición familiar. Algún día los niños serán demasiado grandes y pesados para que pueda cargarlos, pero confío en que podremos crear una nueva tradición cuando llegue ese momento.

El día de Navidad nos trajo adaptaciones logísticas similares, aunque más complejas. Ya había aprendido algunos trucos para manejar la apertura de los regalos cuando despertaran los niños. Después de la Navidad de 2006, saqué los juguetes de sus cajas, les quité las envolturas plásticas y los amarres de alambre, coloqué baterías donde era necesario, probé los juguetes para estar segura de que funcionaban, y luego volví a envolverlos. Así, cuando los niños desenvolvieran sus regalos, no tendría a los tres apurándome para que sacara los juguetes para poder jugar con ellos. Como Santa Claus hace sus propios juguetes, siempre están listos para que los niños jueguen, sin necesidad de armarlos, ¿verdad?

El resto de mi familia se ofreció para cambiar sus compromisos y programas festivos para visitarnos y disfrutar juntos del almuerzo de Navidad. Mi madre, padre, tío, tía y hermano y sus familias correspondientes iban a traer varios platos, para facilitarme la preparación de la comida. Yo tuve que asar el pavo y hacer bizcochos. Por supuesto, hubo que limpiar la casa, vestir la mesa de los adultos con el mejor mantel, platos, cubiertos y vasos, y sacar la mesa de jugar cartas del ático para que se sentaran los niños. Y aunque me distrajo recrear una clásica escena navideña al estilo de las litografías Currier and Ives, contribuí a crear una situación más estresante. Dylan, Logan, y Chloe no podían recordar qué apariencia tenía la mesa ni si quedaba papel de envolver en el suelo luego del caos de aquella mañana. Pero pasaron muy bien la tarde con su familia y jugando con sus primos, y aquello me hizo sentir que tanto esfuerzo no había sido en vano.

A la mañana siguiente, los niños y yo fuimos a visitar a la familia de Randy en Columbia, Maryland, para estar con Virginia, la madre de Randy; Tammy, su hermana, y sus hijos Laura, Christopher y Micajah. Al, el esposo de Tammy, no pudo viajar a causa de sus compromisos de trabajo. Se suponía que hiciéramos un vuelo corto para llegar, pero como se retrasó enormemente decidí manejar cuatro horas. Pensé que viajar en avión sería más fácil que navegar por la autopista I-95 y el tráfico de Washington, D.C. en días festivos, pero con un retraso de tres horas como mínimo, no quise correr el riesgo de quedarme empantanada en el aeropuerto con los niños. Fue la primera vez que manejé a casa de abuela Pausch desde Virginia y la primera vez también que la visitábamos en un año. Antes de que Randy enfermara íbamos a Columbia desde Pittsburgh ¡una vez cada dos meses! Y Randy manejaba siempre. Mi hermano, preocupado, me aconsejó que no lo hiciera sola. A finales de la tarde había comenzado a llover y el sol invernal iba ocultándose tras las nubes. Sopesé la opción de esperar un día y emprender el viaje a la mañana siguiente. Pero si no salíamos ese día, perderíamos la oportunidad de estar con Tammy y su familia, que se iban al otro día. Me pregunté si podría manejar cuatro horas y estar atenta a los niños. ¿Cómo afrontaríamos las paradas para ir al baño con los tres? ¿Estaría poniéndolos en peligro manejando a casa de su abuela? Decidí que podía hacerlo. Hablé con los niños, y les pedí su cooperación, diciéndoles que necesitaba que me escucharan cuando fuéramos a los baños en los sitios de parada para descansar. Y le prometí a mi hermano que lo llamaría en cuanto llegásemos. Luego, con el tanque lleno, nos encaminamos por la autopista a casa de la abuela. Yo iba en el asiento del piloto, tanto literal como figurativamente. Tenía que determinar qué era lo mejor para mis hijos y para mí. Una responsabilidad cuya intensidad no sentí anteriormente, y eché mucho de menos el poder de concentración de Randy. Pero había algo de atractivo en seguir mi propia ruta. Pude sentir cómo surgía una leve chispa de mi propia magia.

Felizmente llegamos sanos y salvos a Columbia sin percance alguno que lamentar. Bueno, al menos un percance molesto, pues confundí la autopista que debía tomar después de salir de bordear Washington. El GPS me decía que tomara la Autopista 29, pero recordaba que Randy tomaba otra ruta diferente por la 95 para llegar a Columbia. Sin pensar, me volví al asiento del pasajero para preguntarle a Randy lo que debía hacer. Por supuesto, el asiento estaba vacío y mi copiloto ausente. Mi cerebro estaba tan acostumbrado a tenerlo a mi lado que reaccioné automáticamente. «Randy no está aquí para guiarme. Tengo que arreglármelas sola», pensé, y comencé a llorar.

Lamentablemente, debí enfrentar otros momentos difíciles en la casa donde transcurrió la niñez de Randy. Sentí su presencia como la de un espectro. Toda la casa estaba llena de sus fotografías. El rostro de Randy niño, adolescente, adulto, me sonreía en cada habitación. En un momento, mientras estaba en la cocina, Chloe me pidió que la acompañara para que viera a su papi. Me llevó a la sala de estar y señaló una foto de Randy con su familia en un parque de diversiones. «Ése es mi papi», dijo. «Sí, querida», le respondí. «Era hermoso, ¿verdad?». Pero la niña no contestó, pues había salido a jugar con sus hermanos, y me dejó mirando a los ojos del hombre con quien me había casado y con quien había formado esta hermosa familia.

A los niños les causaron curiosidad los dibujos que hizo Randy en las paredes de su dormitorio cuando era adolescente. Logan se acostó en la cama y observó apaciblemente la habitación: el elevador plateado, el periscopio de un submarino, las huellas en el techo, el corazón sobre una de las cabeceras de las camas gemelas, el mensaje en el interior de una botella, la ecuación cuadrática y las piezas de ajedrez. Dylan preguntó en qué habría estado pensando su padre cuando pintó el submarino, lo cual dio lugar a una conversación acerca de su padre y sus intereses en sus años de estudios secundarios. No hubo lágrimas en aquel diálogo, y ninguno de los niños expresó tristeza, sólo interés en el niño que había sido su padre. ¡Qué consecuencias notables e imprevisibles provocaron aquellos dibujos en su dormitorio! A más de treinta años de distancia, los niños de Randy conocían detalles de su vida gracias a aquellas imágenes.

Después de que los niños se acostaron a dormir en la antigua habitación de Randy, Virginia, Tammy, Laura y yo compartimos historias acerca de nuestras fiestas del Día de Acción de Gracias y del día de Navidad. Hablamos acerca de las cosas normales que hacen las familias: cómo les va a los niños en la escuela, sus actividades deportivas, nuestros trabajos y actividades. Estuvimos conversando hasta tarde, y cuando íbamos a despedirnos hasta el día siguiente, le pregunté a Tammy: «¿Pensaste alguna vez que un día yo me sentaría en la casa de tus padres a hablar contigo sin que estuviera Randy?». «Absolutamente nunca», me respondió. Un divorcio habría sido más lógico que la muerte. Sin embargo, con la muerte de Randy, entramos en un terreno desconocido. Su madre y su hermana siguieron tratándome como parte de la familia, por lo cual estuve y sigo estando agradecida. No podría imaginarme perder a Randy y a su familia al mismo tiempo. Hubiera sido una pérdida demasiado grande de manejar. Aún seguimos tratando de coordinar horarios para las fiestas y fechas de visitas, pero sé que ellos quieren ser parte de nuestras vidas y mantener estrechos vínculos con nuestros hijos.

Estar con la familia de Randy contribuyó a que el mundo me pareciera más estable y menos extraño. Fue uno de los pocos aspectos de mi vida que no ha cambiado. El dormitorio de Randy seguía siendo el mismo. La abuela Pausch era la misma. Tammy y su familia eran los mismos. Y seguíamos siendo una familia, algo a lo que podría recurrir y sostener como una vela en la oscuridad. Por esas razones, me reconfortó compartir las fiestas navideñas y recibir el Año Nuevo con los Pausch. El amor y la seguridad que sentí con el clan Pausch superaron con creces la incomodidad que experimenté al hacerles frente a aquellos recuerdos en la casa de infancia de Randy.

Después de que Tammy, la hermana de Randy, y su familia regresaron a Virginia, llegaron su hermana Ruby y mi amiga Tina. Ellas dos, la abuela y yo nos sentamos alrededor de la mesa de la cocina a mirar el programa especial de espera de Año Nuevo de Dick Clark cuando los niños se fueron a dormir. Allí, entre familiares y mi amiga, me sentí apoyada y querida. Teníamos una conexión compartida gracias a Randy, a quien yo aún no estaba preparada para perder a pesar de que el año viejo llegaba a su fin. Yo había enviudado, Virginia había perdido a su hijo y Ruby a su hermano. En su presencia no me sentí objeto de lástima, ni tampoco diferente a ellas, porque a todas nos marcaba la misma pérdida.

Una vez que descendió la esfera del conteo regresivo en Times Square nos deseamos mutuamente un feliz año nuevo, y me fui a dormir. Acostada en una cama gemela en total oscuridad, pensé en el último Año Nuevo con Randy, cómo nos tomamos las manos. Esa noche no estaba de buen humor, molesto por la reacción de Dylan ante la película Mr. Magorium's Wonder Emporium, que habíamos visto juntos. En el filme, muere el dueño de la juguetería, Dylan se había incomodado, y Randy tuvo que consolarlo. El episodio le dio una perspectiva de la aflicción que experimentaría su hijo, y eso le entristeció. Acostada en aquella oscuridad, pensé en que estaba allí en su casa sin él, y a punto de comenzar un nuevo año sin su presencia, arrastrándome a duras penas por el tiempo. Sentí que había cumplido mi misión de cuidar de los niños y de mí misma durante aquellas fiestas cargadas particularmente de emoción. A mis hijos les había beneficiado pasar esos días con sus parientes y estar en la casa donde transcurrió la infancia de su padre. Los recordatorios visuales de Randy no los habían afectado, sino que, más bien, nos permitieron hablar de él abiertamente y con cariño. También fue una ocasión para que yo disfrutara del amor y el apoyo de esa parte de mi familia.

Tuve que seguir adaptándome y afrontando el dolor en la medida que pasaban los días y siguieron llegando fiestas y ocasiones especiales. A veces fracasaba en mis intentos de cuidarme ante una de esas ocasiones. El Día de San Valentín de 2009 fue un buen ejemplo. Habían transcurrido seis meses desde la muerte de Randy. ¿Cómo me prepararía para esa fecha? Estaba claro que no podía regalarme a mí misma una caja de bombones ni un ramo de rosas. Y hasta las flores me recordaban a Randy. Cuando éramos novios me llenaba la oficina con hermosos arreglos sólo para que lo tuviera en mente a él y su amor por mí. Cada Día de San Valentín, me regalaba una docena de rosas de tallo largo, en ocasiones blancas, usualmente rojas. Incluso habló hasta de coordinar el envío de flores una vez al año después de su muerte, pero le pedí que no lo hiciera porque me parecía demasiado doloroso. Por eso, el primer Día de San Valentín sin Randy, mis amigos y familiares quisieron mostrarme su apoyo. Mi cuñada me invitó a salir con algunas amigas la noche antes a manera de distracción. Para ir, le pedí a una niñera que me cuidara a los niños. Mientras salíamos del barrio me pareció ver el coche de mi hermano y le pregunté a mi cuñada si tenía que ir a mi casa por alguna razón. Me respondió que debía estar equivocada, y seguimos disfrutando de una noche magnífica sin darle más vueltas al asunto. Pero cuando regresé a casa, mis hijos estaban esperándome para sorprenderme con unas tarjetas de San Valentín hechas por ellos con la ayuda secreta del tío Bob, y un hermoso ramo de flores que les compró para que me lo obsequiaran.

Fue un gesto hermoso, pero en aquel momento, aún abrumada hasta lo más profundo por la aflicción, lo tomé por una muestra de simpatía por la pobre viuda. Una idea que persistió una vez llegado el Día de San Valentín ante la llegada de otros ramos enviados por amigos y familiares. Cada jarrón representaba un intento de llenar el vacío dejado por las rosas de Randy, y sólo pensaba en que jamás volvería a recibir sus flores. Había desaparecido, como nuestro amor. Lamentablemente, con esa forma de pensar no pude apreciar el amor y el apoyo que llenaba mi casa con el arribo de cada flor y tarjeta de saludo. La aflicción me cegó e impidió que viera toda la belleza y el amor que me ofrecían.

Posteriormente, pensé en cómo había considerado los regalos de San Valentín como símbolos de pérdida, y decidí que no quería seguir sintiéndome de esa manera, evadiendo el amor de familiares y amigos que trataban de que saliera a flote en tiempos difíciles. Tenía dos opciones: optar por no perderme las maravillas y alegrías que la vida me reservaba, a pesar de la muerte de Randy, o sumirme en la autoconmiseración y la aflicción. En ese momento, elegí deshacerme de la melancolía y ver que no todo en mi vida era tristeza. Había rayos de sol y belleza. Y tenía que estar dispuesta a apreciarlos.

Ese fue el reto que enfrenté ante cada temporada festiva y ocasión especial. Aprendí a escucharme a mí misma con respecto a lo que necesitaba, para afrontar los tiempos difíciles y los sentimientos abrumadores de tristeza. Tenía que considerar lo que funcionara mejor para nuestra familia, y así satisfacer nuestras necesidades en «el año de los comienzos». Estaba reconstruyendo lentamente mi vida, permitiéndome soñar de nuevo. Y a pesar de dar aquellos pasos pequeños, no había olvidado a Randy. La decisión de vivir y encontrar nuevas formas de fortalecerme y apoyarme a mí misma no borraba el dolor ni la soledad, pero el intento valía la pena. En ocasiones tuve que esforzarme para obviar la autoconmiseración que podía inundarme el alma, y reformular un acontecimiento para ver la dulzura que quedaba aún en mi vida. Poco a poco, sin darme cuenta, aprendí a seguir adelante.

En la medida que se fueron disipando las tinieblas de la aflicción y el temor, comencé a pensar en cómo quería vivir mi vida. No me sentí culpable de dejar a Randy atrás. El hecho de crear mis nuevas tradiciones de temporada festiva no significaba que hubiera dejado de amarlo. Era parte de mí, parte de la familia que formamos juntos. Aprendí a lidiar con el pasado sin perjudicar el presente. Y lo más importante fue que aprendí a dejar de ver el presente con el lente del pasado, lo cual le otorgó más magia aún a la promesa del mañana.

14

---∞---

Despojando nuestra casa
de vestigios del pasado

OCO DESPUÉS DE CASARNOS, Randy y yo nos fuimos de tiendas, un acontecimiento raro porque Randy detestaba hacerlo, y en especial comprar cosas para él. Cuando necesitaba ropa nueva, salía como un soldado que cumplía una misión de reconocimiento en terreno enemigo: su objetivo era entrar y salir lo antes posible. Su clóset contenía un solo estilo de pantalones: Dockers, color caqui, con pliegues y sin dobladillos. Sus camisas eran por lo general playeras polo de manga corta, con un bordado donde se leía el logo o el nombre de alguna conferencia a la que había asistido. Pero a mí me gustaba en cierta medida ir a las tiendas, aunque no constituía un pasatiempo importante. Un hermoso día de verano nos dispusimos a probar colchones y comparar precios. Como Randy consideraba útil comparar tres estimados de precios de un producto o servicio para asegurarse de escoger el mejor, teníamos que visitar al menos tres tiendas diferentes. Al final del día, habíamos aceptado exitosamente un colchón firme, tamaño grande con cubierta acolchada. Randy quería realmente el de tamaño grande porque deseaba que la cama fuera lo suficientemente amplia para que nuestros hijos se acostaran con nosotros en las mañanas de fin de semana o en las noches. Guardaba gratos recuerdos de haberlo hecho con sus padres, y quería continuar la tradición con nuestros hijos. Con el paso del tiempo se cumpliría su predicción, y nuestros niños se subían a la cama, en ocasiones demasiado temprano, pero sin duda alguna fueron momentos inolvidables para darles cariño y hablar con nuestros pequeños.

Hicimos muchos planes juntos acostados en aquella cama y soñando sobre nuestra vida, sobre nuestra familia. Nuestros diálogos, nuestras discusiones, los secretos susurrados mutuamente quedaron grabados para siempre en cada rincón de nuestro dormitorio. Y con tantas asociaciones poderosas, desencadenaban inevitablemente pensamientos y recuerdos de Randy, por lo que evitaba aquella habitación, e incluso después de cambiar de posición el mobiliario, no podía librarme de mi desasosiego. Como no podía dormir allí, me retiré al dormitorio de huéspedes, y sólo entraba para vestirme y salir rápidamente.

Mientras intentaba no evocar el fantasma de Randy, Dylan, mi hijo mayor, quiso que el dormitorio se quedara tal y como estaba, reaccionando airadamente ante cualquier cambio que hacía en la casa, llorando cuando trasladé la cama frente a una pared diferente, poco después del fallecimiento de Randy. Dylan dijo que quería todo tal y como estaba antes, para poder entrar en el dormitorio y recordar cuando él y su padre se acurrucaban en la cama para ver el programa MythBusters o a contar cuentos. Así podría visualizar a papi como cuando estaba vivo. No quería perder aquel vínculo tan fuerte con el pasado, y traté de respetar sus deseos y sentimientos.

Por el bien de Dylan, decidí no remodelar el dormitorio principal. Tampoco cambié de lugar el televisor que le habíamos regalado a Randy cuando cumplió 47 años. La habitación se mantuvo desocupada por varios meses. Dejé todo tal y como estaba antes del 25 de julio de 2008, hasta que finalmente sentí que las cosas habían vuelto a la normalidad, que ya habíamos establecido algo semejante a una nueva rutina, y sentimos cómo el ímpetu de la vida nos impulsaba hacia adelante. El pasado seguía estando presente en nosotros, pero finalmente quedó relegado a sonidos de fondo que podíamos sacar de sintonía cuando quisiéramos.

Cuando consideré que mis hijos y yo habíamos aprendido a estar en paz con la ausencia de Randy y a vivir con su recuerdo, volví al dormitorio principal y lo examiné minuciosamente. Mi objetivo era hacer mío aquel espacio, para sentir más comodidad en la casa donde me tocó vivir. Tenía que convertir aquella vivienda en mi hogar, y había llegado la hora de remodelar. Por supuesto que echaba de menos a Randy y aún sentía una honda tristeza, pero necesitaba seguir adelante con el resto de mi vida, comenzando en la seguridad e intimidad de lo que había sido nuestro dormitorio.

Al volver al dormitorio principal, donde Randy había pasado su convalecencia y donde había fallecido, donde compartimos nuestros últimos momentos juntos en este mundo, sentí de plano el carácter sagrado de aquellas experiencias. Aunque pensaba que era lo suficientemente fuerte como para lidiar con todas las emociones que sentiría en aquel lugar, tardé meses siquiera en comenzar el proceso. Al no estar Randy, la misma cama que en ocasiones me pareció demasiado pequeña me resultaba demasiado grande. En las noches, me sentía inmersa en el vacío circundante y eché mucho de menos a mi esposo. Nada ni nadie podría llenar su lado de la cama, ni despertarme al acostarse después de que yo me hubiera quedado dormida. Y sentí frío sin mi «calefactor lanudo», como Randy solía llamarse a sí mismo. Sin él, el mundo me parecía un lugar más hostil.

En las mañanas, medio dormida, buscaba el cuerpo de Randy antes de darme cuenta de que no estaba. Mi mano recorría la hendidura donde solía estar su cuerpo, creada en el curso de nuestros años preciosos durmiendo juntos. Mañana tras mañana, me despertaba con la sensación de pérdida y el recordatorio de mi nuevo estatus de viuda. Y el corazón se me volvía a quebrar nuevamente. No podía seguir así. No podía despertarme cada día para seguir sintiendo literal y figurativamente aquella pérdida.

En mi intento por lograr un equilibrio entre mi amor y mis recuerdos de Randy y mi necesidad de paz y tranquilidad, sufría innecesariamente. Finalmente, decidí que jamás perdería las experiencias que compartimos en aquella habitación, o en ninguna otra, independientemente de que pintara las paredes, o un huracán destruyera la casa. Eran y son mías por siempre, para reflexionar y rendirle homenaje en el momento que considerase apropiado. Pero no quería que aquel espacio desencadenara recuerdos cuando no estuviera preparada. A diferencia de mis hijos, no deseaba convertirlo en un altar del pasado. Por tanto, comencé la remodelación con ánimo esperanzador. En breve me complació escucharme a mí misma decidiendo qué cosas me harían sentir cómoda y feliz.

Comencé con el recordatorio inmediato: el colchón. Mi amigo Roger Magowitz, dueño de Mattress Discounters en Virginia, me había sugerido que lo llamara si necesitaba alguna vez un colchón, y él me ayudaría a encontrar uno que me conviniera. Ése sería mi primer paso para cambiar algo asociado tan estrechamente a Randy. Durante sus treinta años de experiencia en el negocio de colchonería, Roger aprendió que una de las razones más comunes por las cuales se compra un colchón nuevo es la muerte de un cónyuge. Me imagino que previó mi necesidad inevitable. Acepté su invitación a responder mis preguntas, sabiendo que no tendría que explicarle la razón por la cual iba a comprar colchón nuevo. Tampoco tendría que hablarle de la muerte de Randy. El pasado seguiría en su sitio y no interferiría en el presente, cuando podría enfocarme en el placer de comprarme algo.

¡Qué delicia acostarme en todos los tipos diferentes de colchones de aquella tienda! También disfruté de la nueva experiencia de no tener que negociar ni estar de acuerdo con nadie. Sólo mi opinión importaba, un cambio en mi forma de pensar y operar durante muchos años. Entre el cuidado de los niños y luego de Randy, mis deseos y necesidades se quedaban a menudo en la nada, o sin satisfacción. Pero ahora me escuchaba a mí misma y me daba cuenta de que podía hacer cambios convenientes sin sentir que traicionaba la memoria de mi esposo. La experiencia fue rejuvenecedora, despertando en mí el deseo dormido de cuidarme a mí misma. De la misma forma en que aprendí a crear nuevas tradiciones familiares de acuerdo con lo más conveniente para los niños y para mí, comenzaba a ver que podía aplicar el mismo principio en otras áreas de mi vida.

Luego le tocó el turno a la ropa de cama usada: las almohadas que compramos, las sábanas que adquirimos en oferta en Sam's Club, ¡todas fuera! Comencé de cero. Pinté la habitación de azul oscuro intenso. También me deshice de las lámparas Luxo que Randy había insistido en usar por razones utilitarias, y que a mí me disgustaban por razones estéticas. Compré lámparas y cortinas hermosas. Colgué fotos nuevas en las paredes y coloqué una chaise longue en una esquina para sentirme como en un refugio sólo para mí. También desmonté el ventilador de techo y colgué una bonita lámpara. Cuando terminé, el dormitorio estaba completamente transformado. ¡Había roto las cadenas que me ataban al pasado! Y me había rodeado de una belleza que despertaba mi asombro cada vez que entraba al dormitorio. Pero lo más importante fue que el fantasma de Randy dejó de obsesionarme en aquel sitio.

Mi próximo foco de atención fue el baño, con sus dos lavamanos. Incluso después de retirar todos los artículos de aseo personal que pertenecieron a Randy, aún podía verlo cepillándose los dientes y poniéndose los lentes de contacto en su lavamanos, dejando residuos de dentífrico y solución para los lentes por todas partes. El mostrador vacío y el lavamanos doble inútil eran un potente recordatorio visual de mi esposo, que ya no estaría allí para saludarme cada mañana con una sonrisa y un beso en ese baile continuo que llamamos «matrimonio».

Siempre quise tener un sitio donde pudiera maquillarme sentada y evitar que se me cayera el aplicador de sombra de ojos o de rimel en el lavamanos. Como me había convertido en conocedora de elementos básicos de plomería, luego de haber instalado grifos con llave de palanca en el baño de los niños, decidí eliminar uno de los dos lavamanos, sellar las tuberías y desmontar el gabinete con la ayuda de un vecino. Al fin iba a tener una mesa de tocador para maquillarme.

En aquel momento elaboré una larga lista de trabajos por hacer, algunos de los cuales siguen pendientes.

Muchas personas que han perdido a un ser querido optan por mudarse de la casa que guarda tantos recuerdos. Mi amiga, que tiene dos hijos, vendió la casa al año de la muerte de su esposo, y me habló de los dolorosos recordatorios visuales que enfrentaba cada día, como ver el piso que habían colocado juntos o la terraza que construyeron. Por suerte, nos mudamos a nuestra casa en Virginia once meses antes de la muerte de Randy, por lo que no teníamos el mismo tipo de remembranzas. Tampoco podía mudarme por los niños. Randy y yo hablamos largamente con nuestra consejera y con un psicólogo infantil antes de tomar la decisión de mudarnos a Virginia. Queríamos saber qué efecto tendría la mudanza en los niños cuando Randy muriera. ¿Debíamos mudarnos más cerca de la familia antes del fallecimiento, o quedarnos en la comodidad de la única casa que conocían? Randy creía firmemente que era importante estar cerca de la familia, para que yo pudiera contar con una red de apoyo que me ayudara a criar a los niños. Y ambos profesionales nos aconsejaron que a los niños les sería más beneficioso que nos mudáramos antes de la muerte de Randy. Permanecer en la misma casa después de que muriera les daría la estabilidad y la sensación de que su padre sabría dónde estaban.

Hay muchos libros que les aconsejan a los cónyuges en la viudez que no intenten hacer cambios importantes durante el año posterior a la muerte de su ser querido. Aunque aprecio la idea de señalar ese año como medida de lo que uno demorará en controlar mejor las emociones, no creo que deba ser una regla de obligado cumplimiento. Todos guardamos luto de forma distinta, con diferentes grados de intensidad emocional y necesidades cambiantes. En mi caso, me resultó necesario tener control del espacio que habitaba para no sumirme en la tristeza más atroz cada mañana al despertar. Por otro lado, mi hijo quería conservar recuerdos asociados con su padre en diversas habitaciones de la casa. Ante esta situación, traté de encontrar un momento conveniente para ambos, reconociendo que compartíamos el mismo espacio y echábamos de menos a la misma persona.

En vista de lo anterior, no siempre seguí la regla de «esperar un año antes de hacer cambios importantes». Por ejemplo, les pedí a los amigos de Randy que sacaran la ropa, zapatos y artículos deportivos de su clóset mientras yo estuviera en Virginia para el funeral. No necesité doce meses para regalar su ropa a personas que podrían usarlas. Pero no todas las pertenencias de Randy fueron a parar a la institución caritativa Goodwill. La voluntaria de una instalación de atención a pacientes terminales se llevó tres de sus camisas, cuya tela usó para hacer hermosos ositos de peluche que luego les regaló a nuestros hijos.

Además, no todos los recuerdos son dulces y amargos a la vez, hay algunos que son simplemente lo segundo. Al igual que cualquier otra pareja normal, Randy y yo tuvimos nuestros desencuentros. Uno de esos desacuerdos fue la decisión de comprar otro coche nuevo para sustituir su viejo Volkswagen Cabriolet, que ya tenía trece años. Este asunto coincidió con su conclusión del tratamiento de quimioterapia de prueba en la primavera de 2007. O sea, antes de que el cáncer regresara e hiciera metástasis en su hígado y bazo, un momento en que teníamos esperanzas de que venciera la enfermedad. Le sugerí a Randy que aprovechara esa oportunidad para comprar un automóvil nuevo como afirmación de que iba a sobrevivir. Quería que manejara su nuevo vehículo por muchos años, como había hecho con el Cabriolet. Aceptó, pero dijo que debíamos escogerlo juntos. Disfrutamos de varias salidas divertidas para probar varios descapotables, porque a Randy le gustaba ese tipo de coches. Esto nos dio algo más en qué pensar aparte del cáncer y de lo que ocurriría después. Podíamos vivir el momento sin preocuparnos por el mañana.

Pero, obviando mis opiniones, Randy redujo las posibilidades de elección a dos coches, por lo que dejé de pensar que se trataba de una decisión de pareja o que yo formaba parte real del proceso. Cuando llegó el momento de decidir, le expresé lo que sentía y le dije que creía que mi opinión en la selección final debía tener más peso. Randy no estuvo de acuerdo. Tal vez presentía que sería el último automóvil que iba a comprar si su cáncer se reproducía. O quizá pensó que se merecía la opinión decisiva, por lo que había sufrido en su lucha contra el cáncer. No sé exactamente lo que pasó por su mente, pues raramente revelaba qué emociones o pensamientos impulsaban sus acciones. Finalmente me dijo que podía vender el maldito coche después de que muriera para comprarme el que me viniera en gana. Aquel comentario insensible quedó suspendido en el aire por varios minutos. Me mordí la lengua para no decirle algo de lo que podía arrepentirme luego. Estaba muy desencantada con Randy, no sólo por lo que dijo, sino también por la forma en que actuó durante todo el proceso. Y aunque me vinieron a la mente cosas inútiles que quise responderle, me abstuve de expresarlas. Más bien le dije que si el coche le resultaba tan importante, podía elegir el de su gusto y yo no lo importunaría más.

Randy se decidió por su primera opción, y debido a razones obvias, nunca me gustó el coche. A él le encantaba manejar con la capota bajada, disfrutando del aire fresco. Por ironías del destino, no pudo volver a conducir ni siquiera viajar en el asiento del pasajero después de que el cáncer se propagara por su organismo. Como el automóvil no tenía una buena amortiguación y dado el grado de lesión de sus órganos, cada bache en el camino le provocaba dolor. Por tanto, allí quedó en la entrada de automóviles y lo usamos muy poco después de la muerte de Randy.

El coche se convirtió en un recordatorio negativo de nuestro desencuentro y de mis sentimientos poco benévolos de aquel momento. No tuve que esperar un año entero para venderlo, sólo un par de meses para garantizar que los niños no se sintieran mal cuando el auto de papi se fuera a otro buen hogar. Posteriormente, obedecí las órdenes de Randy y fui a comprarme el que siempre había querido: un Mini Cooper Clubman con un consumo de combustible por kilómetro realmente bueno, y una parte trasera lo suficientemente amplia como para poder poner dos asientos de niño. Es de color amarillo brillante con franjas blancas como tirantes y flamas negras a los lados. Mi hermano lo llama coche de payaso, pero a mí me hace reír cuando lo veo y sonrío cuando lo manejo. Me complace no haber tenido que esperar un año para traerle un poco de alegría a mi vida. Y necesitaba realmente algo de risa cotidiana, en especial porque la carga de ser madre sin esposo se hizo más grande con cada día que pasaba.

15

Madre sin esposo:
mi nueva frontera

CUANDO SE ACERCABA EL FIN DE LA BATALLA de Randy, nuestra casa era como un circo de tres pistas, y yo, a mi pesar, la directora del espectáculo. En la pista número uno estaban los niños, cuyas actividades las supervisaba Rachel, nuestra niñera. En la segunda estaba Randy con sus problemas de salud y necesidades emocionales. Finalmente, en la tercera estaba el flujo interminable de visitantes, desde familiares y amigos a trabajadores de atención a enfermos terminales. Sólo en muy raras ocasiones me quedé sola con Randy y los niños. Contábamos con tanto apoyo, con tanta ayuda para lidiar con el peor de los momentos, algo que agradeceré toda la vida. Pero tantas actividades hacían que nuestra casa fuese un caos, para decirlo en pocas palabras.

De repente, el carrusel se detuvo. Los niños y yo nos sentimos algo mareados, un poco desequilibrados en los días que siguieron a la muerte de Randy. El tropel de actividades a las que nos acostumbramos extrañamente dejó de ser un rugido para convertirse en rumor. Cesaron las visitas a la casa y el teléfono no sonaba con la misma frecuencia. Una desaceleración natural luego de un fallecimiento, pero también una fase de ajuste para la familia doliente. La nuestra no fue diferente. Vivíamos en transición, tratando de buscar nuestra nueva normalidad.

Las transiciones son siempre difíciles, tanto si una persona trata de adaptarse a una muerte en la familia, al desempleo, al divorcio o a cualquier otro cambio importante en la vida. En mi caso, la transición tenía varios niveles. Lidiar con la viudez, la aflicción, el estatus de madre sin esposo con tres niños pequeños y el desempleo como proveedora de cuidados. Sé que la palabra desempleada les parecerá rara, pero cuidar de Randy había sido mi empleo, mi foco de atención y gran parte de mi rutina diaria durante dos años. En ese tiempo, tuve mucha ayuda con los niños. Pero ahora aquel trabajo y aquella rutina habían dejado de existir, y quedaba un vacío que debía enfrentar y llenar. Tenía que crear una nueva rutina con mis hijos, de igual manera que estaba haciéndolo, en mayor escala, con mi vida.

Aunque estaba de luto por mi esposo y recuperándome de su ausencia, nunca dejé que nuestra vida cotidiana se estancara. No asumí que podía darme el lujo de quedarme en la cama, alentando mi tristeza y enfocándome en mí misma. Por Dylan, Logan y Chloe, tenía que seguir adelante, equilibrando mis necesidades con las suyas. Este sentimiento de responsabilidad por ellos resultó un aspecto positivo que me mantuvo anclada en el mundo de los vivos, y capaz de sentir su amor y de disfrutar sus alegrías. Nunca perdí de vista el hecho de que mis hijos son una de muchas bendiciones. Gracias a ellos he aprendido lo ilimitado que puede ser el amor. Mi amor por ellos me hace tratar de ser la mejor persona posible, así como una buena madre. Al enseñarles a ser bondadosos y corteses con los demás, he vuelto a aprender esas lecciones esenciales. Me siento enormemente motivada a ser feliz y emocionalmente estable, para darles las experiencias que les permitan conocer el mundo, e inculcarles los valores que Randy y yo compartimos. No pude —ni podría— defraudarlos, pues, tras la muerte de su padre, sólo me tenían a mí.

Cada día, mis hijos me imponían alcanzar elevados objetivos como madre. En general, mis hijos saltan de la cama a las seis de la mañana, a veces más temprano. Están llenos de energía y potencia física, por lo que ya estamos en pie cuando la mayoría de la gente está aún acostada. Pero el aspecto negativo de esa energía es que me agotan totalmente, sobre todo cuando jugamos a las escondidas o nos afanamos en otros juegos, y su padre ya no está allí para ocupar mi lugar cuando me canso.

Después de un día completo de actividades conmigo, los niños ya no esperaban el regreso de Randy a casa para desviar su atención. Echaban de menos su llegada y su interés por lo que habían hecho ese día, cómo hablaba con ellos y admiraba sus dibujos o trabajos escolares. Al faltarles su padre, compiten agresivamente por mi atención. Recientemente, Dylan y yo hablamos una vez que regresó enfermo de la escuela, sin nadie más que nos interrumpiera. Le pregunté cómo consideraba, desde su punto de vista, tenerme sólo a mí para criarlo. Y me respondió, a su modo: «Hay una sola fuente de energía en la familia: mamá. Las tres plantas generadoras quieren energía. Tenemos que compartirla. Si la energía no se distribuye en partes iguales, la planta que necesita más energía la pedirá, y mami se daría cuenta por la pelea entre las tres plantas».

Dylan habla como su padre, ¡e incluso usa analogías como él solía hacer! Concretamente, se da cuenta de que pelear entre sí es una forma de atraer mi atención. En ocasiones los niños se comportan mal para obligar al adulto a interactuar con ellos, aunque dicha interacción sea negativa. Tal vez querían mi atención porque yo había estado tan absorta en el cuidado de Randy que se sintieron abandonados. Quizá pelear entre sí era una manera de lidiar con la pérdida de su padre y con los cambios en sus vidas. Sea cual fuere la razón, eso me hacía la crianza aun más difícil. Incluso uno de mis familiares me llamó aparte para decirme que se comentaba a mis espaldas sobre lo malcriados que eran mis hijos. ¡Y aquello no me hizo sentir muy bien que digamos! Podía culparme a mí misma y perder la fe en mí como madre, pero me doy cuenta que esas personas sólo ven a mi hijo una mínima parte del tiempo que estoy con ellos. El trauma por el que pasaron representó un gran impacto en ellos, pero se han adaptado y aclimatado. También han madurado en la medida que van siendo mayores, lo cual también ha sido útil.

Otra gran ayuda fue la de Rachel, quien se quedó con nosotros por unos seis meses después de la muerte de Randy. Esto les dio a los niños una sensación de continuidad, y también me permitió adaptarme a mi nueva situación. Sin embargo, finalmente llegó el momento, el día tan temido por mí, en que Rachel siguió adelante con su vida. Había llegado a ayudarnos mientras vivía un período de transición, en busca de una profesión diferente y más gratificante. Asumimos que necesitaríamos ayuda durante un año, dado el pronóstico de que Randy viviría de tres a seis meses. Pero cuando Rachel me dijo que había decidido ser maestra y se había matriculado en cursos de Educación, me sentí atemorizada y conmocionada. No estaba preparada para perder a otra persona más en mi vida, y mucho menos a la única persona con la que contaba para la crianza de mis hijos. Pero había varias cuestiones en juego. No se trataba de un problema financiero. Randy me había pedido que contratara a una niñera durante algún tiempo después de que él muriera, para que nuestras vidas fueran más llevaderas, ya que él no iba a estar para ayudarme. Analizamos nuestras finanzas y separamos un presupuesto para gastos de cuidado de los niños. El problema real para mí residía en que esa persona con la que había formado lazos tan profundos se alejaba de nuestras vidas cotidianas. Otra pérdida más. No tenía corazón para tratar de sustituirla porque no soportaría introducir otra persona en la privacidad de nuestro hogar, con la que nos encariñaríamos para que luego nos dejara al cabo de un tiempo. No quise que nadie más me lastimara con su entrada y salida de mi vida, y definitivamente no quise que los niños pasaran por una serie de cuidadoras que entraban y salían de sus vidas. Me preocupaban los problemas de apego que podrían enfrentar. Además, tenía que pensar en las críticas evidentes de mis amigos y familiares: el mensaje de que yo era una mala madre por contar con alguien que me ayudara a criar a mis hijos.

Una vez tomada la decisión, me seguía preocupando cómo me las arreglaría sola. ¿Cuándo disfrutaría de esa pausa tan necesaria o de un poco de tiempo para mí sin la programación regular de cuidar a los niños? Me pregunté cómo me las arreglaría si los niños se enfermaban y necesitaban atención adicional, y yo tuviera que seguir adelante sin dormir durante varios días. En el otoño de 2008, por ejemplo, los niños contrajeron fiebre aftosa, gastroenteritis y un virus aleatorio que les provocó fiebre. Y precisamente durante los tres meses anteriores a la llegada del invierno, y en el inicio oficial de la temporada de gripe e influenza. No estaba segura de si iba a tener la resistencia y energía en esos momentos para cuidarlos sin una persona al lado o ayuda programada regularmente. Por supuesto, podía pedirles ayuda a familiares y amigos en caso de emergencias, lo cual hice. En una ocasión tuve que llamar a mi hermano Bob a las seis de la mañana después de que todos se enfermaran de gastroenteritis, incluso yo misma. Mi hermano llegó en quince minutos y estuvo con nosotros gran parte del día, lo cual me permitió descansar y recuperarme. Pero los amigos y familiares estaban disponibles para casos de emergencia, no para cuando necesitara una siesta luego de haber estado en vela toda la noche, o cuando quería ir al gimnasio. Por tanto, la partida de nuestra niñera se sumó a los diversos aspectos en transición de mi vida.

Poco después de que Rachel se marchara, encontré a una señora que podía venir los martes y jueves en la tarde a cuidar a los niños. También elaboré una larga lista de alumnos de secundaria y universitarios con quienes podría contar, aunque aprendí con el tiempo que localizar a un alumno de secundaria sin nada que hacer en una noche de fin de semana para poder asistir a una conferencia de padres y maestros sería una odisea. Otro aspecto negativo era que mis niños debían adaptarse a demasiadas personas, con personalidades y modos de actuar diversos, algo que, por supuesto, haría que se comportaran indebidamente.

Además, lidiaba con exigencias adicionales que complicaban la vida cotidiana. Me sentí como un marinero que ha aprendido los elementos básicos de navegación y tiene que salir en un barco a enfrentar mares tormentosos. Necesitaba aguas plácidas y estables hasta que tuviera experiencia suficiente en alta mar. Pero la vida no sabe esperar, y tuve que lidiar con todos los retos que tuve por delante. Uno de los primeros y de cierta manera más comunes fue lograr un equilibrio en la programación de los niños. Garantizar que todos tuvieran sus tareas hechas y correctas, aparte de estar al tanto de las demandas extracurriculares —proyectos especiales, excursiones y deportes— exige una gran cantidad de energía y atención. En la primavera de 2008, cuando Randy estaba gravemente enfermo, Dylan comenzó a jugar al fútbol y siguió jugando hasta la siguiente temporada después del fallecimiento de su padre, pero a mí me resultó demasiado fatigoso mirar sus partidos mientras trataba de entretener a sus dos hermanos pequeños en las gradas. Logan también quería practicar deportes, pero no sabía si podría hacerme cargo de la rutina escolar usual y dos programaciones diferentes de prácticas y juegos. Por fortuna, llegamos a un acuerdo al escoger una actividad que les agradaba a ambos: el Tae Kwon Do. Para entonces, en la primavera de 2010, Chloe tenía tres años y se conformaba con jugar durante cuarenta y cinco minutos mientras sus hermanos practicaban. Pero muy pronto los chicos avanzaron a niveles de destreza diferentes, lo cual implicó horarios distintos, y el consecuente dilema de tomar las tres clases recomendadas de Tae Kwon Do a la semana, algo difícil y estresante para todos. Aparte, Dylan había incorporado clases de violín en su agenda, las cuales se impartían en su escuela al término del día de clases. Una vez a la semana, Chloe y yo teníamos que viajar media hora a la escuela para buscar a los chicos. En días de buen tiempo, merendaban y jugaban en el patio de la escuela. Dylan asistiría a su lección de media hora mientras lo esperábamos afuera. Al terminar la lección, nos apiñábamos en el coche y estábamos en casa a las cinco. Las obligaciones de llevar los niños a la escuela en la mañana, recoger a Chloe a la una de la tarde y a los chicos a las cuatro, para luego iniciar las actividades extraescolares, me tenían en una carrera constante, por lo que, al llegar la Navidad de 2010, perdía los estribos frecuentemente y me sentía deprimida. Mi hermano me aconsejó eliminar algunas actividades para reducir las exigencias de tiempo. Dylan pospuso las lecciones de violín, y los chicos fueron a sus clases de Tae Kwon Do sólo una vez por semana. Me sentí extremadamente culpable por no poder darles a los niños la oportunidad de practicar deportes o aprender a tocar instrumentos musicales. En definitiva, un fracaso como madre.

Finalmente, una amiga me llamó aparte para expresarme su preocupación por mí. Hablamos acerca de lo que me abrumaba, y me aconsejó buscar a alguien que me ayudara con los niños y sus actividades. Me sugirió una niñera *au pair* que viviera en casa a cambio de alojamiento, comida y dinero para gastos personales. Al principio pensé que aceptar ayuda nuevamente con los niños sería admitir que era una madre incapaz. Pero los tuve con un esposo que se comprometió a criarlos junto conmigo. En cierta ocasión, Randy calculó que me ayudaba con los niños unas sesenta horas por semana, y me exhortó firmemente a contratar a alguien cuando él muriera, para que llenara el vacío creado por su ausencia. Después de la partida de Rachel, pensé que podría hacerlo todo yo sola, pero esto implicó un precio muy alto que no estaba dispuesta a pagar. Estaba muy lejos de ser la mejor madre que yo hubiera querido. Quería ser mejor madre, y que nuestras vidas fueran mejores también.

Finalmente, seguí el consejo de mi amiga y contraté a una niñera *au pair*, quien me ayuda en la mañana a vestir y darles el desayuno a los niños, y luego los lleva a la escuela, para luego ir a sus clases en la universidad local. En la tarde, compartimos las responsabilidades de recoger a los niños en la escuela, ayudarlos en sus tareas, supervisarlos o jugar con ellos, lavar la ropa y preparar la cena. Después de la cena, la chica sale con sus amigas, hace sus tareas universitarias o se queda con nosotros. A los niños les gusta tenerla en casa. Les encanta ayudarla con el inglés y oírla hablar de su país y de su cultura. Incluso he notado una enorme mejoría en mi energía y mi capacidad de ser feliz. Ya no me siento cansada todo el tiempo, sonrío más y estoy muy relajada.

Sin embargo, sigo echando de menos a Randy para que me ayude con los niños. Aunque cuento con alguien en ese aspecto, ya no tengo al hombre con quien solía hablar sobre los problemas del momento y las decisiones que debíamos tomar. La potencia analítica de Randy era insuperable y siempre le pedía su experta opinión. Como era un líder profesional, sabía enfrentar muy bien las situaciones incómodas. La dirección de un grupo de investigación y su naturaleza profesoral perfeccionaron extremadamente sus destrezas. Una de las grandes técnicas que me enseñó fue a iniciar una conversación para transmitir mi incomodidad sobre un acontecimiento en particular reconociendo algo positivo de la persona en cuestión. Yo, por otra parte, no soy muy buena que digamos en cuestiones de liderazgo. He aprendido a desviar la atención de los niños pequeños cuando tratan de meter los deditos en los interruptores de electricidad. Y en situaciones más complejas, como una confrontación, por ejemplo, he tenido que esforzarme para crear las habilidades apropiadas. Mi inclinación natural es dar rienda suelta a mis emociones en vez de mantener el raciocinio y la calma. El verano pasado me encontré precisamente en esa situación, cuando quise que los chicos participaran en el equipo local de natación. Pensé que eso no sólo mejoraría sus habilidades en ese aspecto, sino que también les daría la oportunidad de hacer nuevos amigos. Además, le daría alguna organización a esos días interminables del verano. Dylan se negó de plano, y dijo que no quería hacerlo y que yo no podía obligarlo. Me quedé perpleja ante su desafío a mi autoridad. Como me crié con un padre instructor de reclutas de la Marina y una madre extremadamente disciplinaria, no quería imitar el modelo de conducta que me habían impuesto ambos. No respondí de inmediato al exabrupto de Dylan para no dejarme llevar por las emociones, testimonio de mis esfuerzos por pensar primero y reaccionar después. Primeramente traté de explicar las razones por las que debía incorporarse al equipo de natación, pero Dylan siguió firme en su negativa. Pero no di mi brazo a torcer y lo llevé a él y a Logan a practicar en la piscina. La mayor parte del tiempo Dylan se metía y nadaba sin reparos, pero hubo una o dos mañanas en las que el agua estaba fría y se mostró reticente. De todas maneras, creo que Randy hubiera manejado el asunto mejor que yo. Tal vez eso equivale a colocarlo en un pedestal, pero pienso que hubiera puesto un poco de su magia y dicho las palabras precisas, con lo cual Dylan habría estado más contento de tirarse al agua fría todas las mañanas de junio para nadar.

Estoy segura de que los niños hacen lo mismo: poner a su padre en un altar. Chloe tenía dos años cuando Randy falleció, y no recuerda a su padre como partidario de imponer disciplina. Después de su muerte, cuando le colocaba en la silla «de tiempo aparte» por haberse portado mal, se sentaba y gritaba una y otra vez: «¡Quiero a mi papi!». Aparentemente, sabía por instinto que su padre la protegería y la rescataría de la mujer infernal que la castigaba. Probablemente sabía además que estaba tocando fibras sensibles, consciente de que yo lloraba con frecuencia cuando hablábamos de papi. En aquellos extensos 120 segundos de castigo, trataba por todos los medios de no responder a sus reclamos para que papi viniera a salvarla. Trataba de no mostrarle que me afectaba y me mantenía firme en mis intenciones de que permaneciera sentada. En la medida que fue pasando el tiempo, los niños reclamaron con menos fervor y frecuencia a su padre para que hiciera su entrada a salvarlos de las consecuencias de sus acciones.

También hubo ocasiones en las que confronté una situación que simplemente no sabía manejar. Sin una persona a quien recurrir, aprendí a hablar con otras personas: amigos, el pediatra o los maestros. Hablar con profesionales me ayudó a tomar decisiones informadas, y el proceso me llenó de confianza. En ocasiones aún me siento abrumada. Y pienso que muchos padres también lo están: nos atemoriza el hecho de que nuestros niños están a nuestra merced. Es una enorme responsabilidad. Poco después de que Randy muriera, el solo hecho de pensar en mi papel de madre sin esposo me llenaba de ansiedad y me producía un nudo en el pecho. Recuerdo que una mañana, mientras bajaba las escaleras para hacer el desayuno, me eché a llorar pensando: «Dios mío, me he quedado sola. Estoy haciéndolo todo sola». Y no fue en realidad un incidente aislado en el que tenía que comenzar el día sola con los niños, sino el reconocimiento de que cada día de ahí en adelante tendría la responsabilidad de satisfacer las necesidades de mis hijos. En momentos como aquel, tuve que enfocarme en aguantar hasta la siguiente hora para demostrarme que todo iba a salir bien. «¿Ves?, me decía a mí misma, resististe una hora. Podrás llegar al final del día». Cada día contribuyó a fortalecer el basamento sobre el que me apoyaba como madre sin esposo, hasta que finalmente sentí que pisábamos terreno firme.

Ahora que tengo algo de tiempo para crear rutinas y estrategias funcionales para todos, la crianza no es tan difícil. Nos sentimos cómodos como familia de cuatro en vez de cinco. A medida que los niños crecen y se amplían sus intereses en la vida, aparentemente no necesitan tanto mi atención. Aunque no he llegado al punto de poder leer un libro mientras ellos nadan en la piscina, estamos cerca. Como las exigencias de crianza van mermando, he enfocado mi atención en cuidarme más a mí. Si lo logro, creo que podré cuidar mejor a mis hijos.

16

Cuidar de mí misma

ME SIENTO REALMENTE NERVIOSA MIENTRAS camino hacia la cancha de tenis, raqueta en mano. No he jugado tenis nunca en mi vida, y, además, no he practicado deporte alguno desde que era niña y jugaba a la pelota con mi hermano en el patio. Ahora debo ver cómo me las arreglo para agarrar la raqueta, moverla de atrás hacia delante y golpear la pelota que me viene encima. Los tenistas profesionales me gritan que la siga, llevando la raqueta hacia mi oreja izquierda como si estuviese hablando por teléfono. Y así debo concentrarme en hablar por teléfono una y otra vez mientras el sol de verano me castiga, inclemente. Se siente bien estar al sol y hacer ejercicio. Se siente bien estar viva.

La idea de aprender a jugar tenis me surgió a partir de un artículo que leí en una revista, mientras esperábamos en la consulta del oncólogo en la primavera de 2008. Según el artículo, el tenis es una forma excelente de controlar el estrés, y dado que Randy continuaba su batalla contra el cáncer, ¡estaba terriblemente necesitada de controlar el estrés! La piscina de barrio a la que acudíamos cuando nos mudamos a Virginia también tenía algunas canchas de tenis y ofrecía lecciones para principiantes. Quedaba a diez minutos de camino y las lecciones tomarían una hora de mi horario. Podía contar con una hora para mi uso personal.

Me inscribí y comencé las lecciones en mayo de 2008. Después de la primera sesión, quedé convencida. Existe realmente un aspecto terapéutico en vigilar esa inquieta pelota verde, en mover la raqueta y sentir la conexión de las cuerdas con la pelota. Al tratar de anticipar el recorrido de la pelota y cómo colocar el cuerpo y la raqueta para devolverla, no había sitio en mi mente consciente para otra cosa que no fueran las exigencias del momento, ni tampoco para pensar en Randy, el cáncer o, posteriormente, mi aflicción. Ninguna tarea mundana como preparar la cena o trabajar en el patio pudo volver a captar mi atención. Durante una hora, pude escapar totalmente de las preocupaciones normales de mi vida.

Jugar tenis se convertiría en una de las mejores maneras de cuidar de mí misma durante la agonía de Randy e inmediatamente después. No me di cuenta en aquel momento de que escapaba de todo; sólo sabía que necesitaba salir de la olla de presión. Probé con otras actividades como caminar o ir al gimnasio, pero ninguna fue lo suficientemente agotadora mentalmente como para alejarme de las preocupaciones cotidianas. No pude emplear aquellos momentos preciosos disfrutando de la brisa o el sol, ya que me resultaba imposible evadir mis preocupaciones. Por el contrario, dedicaba mis caminatas a elaborar estrategias acerca de lo que iba a hacer cuando regresara a casa. Sin embargo, el tenis era tan nuevo y difícil que mi cerebro no se podía enfocar en nada más.

Otro beneficio inesperado fue la posibilidad de conocer y reencontrarme con otras personas a quienes descubrí en la cancha. En la preparación para principiantes, me sorprendió ver a una vieja amiga de mis años de secundaria quien me presentó a la esposa de uno de nuestros amigos de la escuela. Ésa fue una de las grandes ventajas de regresar a la ciudad donde me criaron. Pero también se trata de la propia naturaleza del tenis: es un deporte social. Se juega en la cancha, pero también se hacen amistades al terminar. Inmediatamente me incorporé a una liga de tenis en otoño, lo cual me posibilitó jugar una vez por semana con un grupo de mujeres. Como resultado, conocí a quince personas y dupliqué mi círculo de relaciones. Las amistades que he creado han desempeñado un papel importante que me ha ayudado a crear una nueva identidad como Jai Pausch, no la esposa de Randy ni la madre de Dylan, Logan o Chloe. Es algo que todos necesitamos: una vida totalmente ajena a una función, ya sea creadora de sitios Web o madre dedicada a las labores del hogar. Sin el tenis, habría contado con oportunidades limitadas de conocer a otros adultos y forjar relaciones significativas porque no trabajo fuera de casa.

Luego de nuestra mudanza se produjo un enorme vacío, pues debía reconstruir gran parte de mi vida en Virginia. El tenis fue el primer paso en esa dirección. Marcharnos de Pittsburgh implicó dejar atrás una vida social activa que había creado durante los diez años que vivimos allí. Fui muy activa en nuestra iglesia, donde participé en varios grupos sociales como el de padres con hijos pequeños y uno de alianza compuesto por cuatro parejas con niños más o menos de la misma edad. Después del nacimiento de Dylan, me hice miembro de la Pittsburgh Toy Lending Library, un grupo de voluntarios sin fines de lucro que mantiene un espacio de juegos para menores de cinco años. Randy y yo también participamos en la Liga Deportiva de Pittsburgh. Muchos vecinos tenían nuestra edad y estaban en una etapa similar en la crianza de sus hijos, por lo que organizábamos a menudo citas para jugar y cenas conjuntas. Randy y yo tuvimos la bendición de que sus colegas de trabajo fueran amigos con los que teníamos relaciones ajenas al ámbito laboral. Aparte, hubo madres con las que hice grandes amistades en el preescolar al que asistían mis hijos. Pero además, hice amigos en el gimnasio, las clases de yoga, las sesiones de tejido y las lecciones de redacción creativa en las que me matriculé. Por tanto, duplicar esta sólida red de gente diversa demoraría años. Tuve que construir un nuevo grupo de amigos aprovechando el carácter único de nuestra nueva casa, en vez de intentar recrear la misma vida que tuvimos en Pittsburgh.

Una táctica más práctica que adopté en mi misión de cuidarme a mí misma fue buscar la manera de sentirme segura en casa durante la noche. Resultó raro, porque cuando Randy vivía, aunque estaba demasiado enfermo para protegernos en caso de un robo, su presencia era suficiente para hacerme sentir segura. Sin embargo, después de su muerte, la hora de dormir se convirtió en un momento de gran ansiedad. En la medida que la noche me envolvía después de que se dormían a los niños, el vacío de mi cama despertaba un sentimiento de pérdida y soledad. Escuchaba todos los ruidos nocturnos de la casa, y mi activa imaginación me hacía sentir la presencia de ladrones o intrusos. Cada segundo que marcaba el reloj me torturaba con una posibilidad horrible, hasta que me quedaba dormida, totalmente exhausta para despertarme poco después para tranquilizar a uno de los niños que se quejaba en sueños. Por suerte tengo familiares que viven muy cerca, pero la batalla con aquellos demonios alimentados por la ansiedad debí enfrentarla totalmente sola en mi dormitorio. Tenía que hallar una forma de tranquilizarme a mí misma en aquellas horas, y una lámpara de noche encendida no bastaba.

Mi tía me sugirió la solución perfecta: un sistema de alarma. La compañía instaló sensores en puertas y ventanas e incluso un detector de movimientos. Cuando salimos de la casa, activo la alarma para sentirme segura de que cuando regresemos nadie ha podido entrar, esconderse y sorprendernos una vez dentro. La alarma me ayuda a disipar mis temores cuando escucho un ruido en medio de la noche. Como sé que no hay razón para preocuparme si no se dispara la alarma, puedo reanudar el sueño y descansar algo. Un beneficio colateral del aparato es que, cada vez que se abre la puerta principal o la trasera, me lo notifica con un sonido, incluso durante el día cuando la alarma no está activada. Si algún niño sale mientras yo estoy en la planta alta ocupándome de la lavandería, escucho el sonido e investigo lo que ocurre, por lo que puedo saber fácilmente por dónde andan los chicos. En general, esa simple decisión me ha dado una gran tranquilidad.

Mientras me dedicaba a reconstruir mi vida en Virginia y a crear lentamente una nueva vida para mis hijos, pensé que debía hacer algo muy especial por mí misma cuando los niños se graduaran de la enseñanza secundaria. Era un objetivo a largo plazo, un sueño que no se convertiría en realidad hasta en por lo menos dieciséis años, pero me dio una meta en la que podía enfocarme. Cuando tenía un mal día, pensaba en mi plan especial y soñaba despierta acerca de cómo sería. Mi sueño comenzaba de forma simple: después de que se graduara el último de los niños me iría de viaje a París, una opción lógica porque mi especialización universitaria fue en Lengua y Literatura Francesa. Había visitado esa ciudad mágica tres veces en mi vida y me encantaba. Era fácil recordar los buenos momentos que disfruté allí y esperar disfrutar de otros nuevos después de que crecieran los niños. Mi sueño se hacía más ambicioso en relación con las crecientes dificultades y retos de cada día. Ya no bastaba una semana de compensación por dieciséis años de posponer mis necesidades para priorizar las de otros. Tenía que ser un año completo. Eso es lo que haría. Después de haberlo dado todo para criar a mis hijos con lo mejor de mi capacidad, haría realidad uno de mis sueños y viviría un año entero en París.

El truco funcionó por algún tiempo, pero luego pensé en lo injusto que sería renunciar a mis sueños durante dieciséis años. Me encanta viajar y he tenido la suerte de visitar muchos sitios interesantes dentro y fuera del país. ¿Por qué tendría que renunciar totalmente a mi pasión por viajar? ¿No podía hallar alguna forma de hacer algunos viajes limitados de inmediato? ¿Y si después de esperar a que se graduaran los niños algún problema de salud me impedía hacer realidad mi sueño? ¿Cómo me sentiría entonces? Amargada, sin duda, y muy enfadada, sin nadie a quien culpar sino a mí misma por las oportunidades perdidas.

Tina Carr, mi mejor amiga, a quien conozco desde mis días de trabajo como programadora Web en Carnegie Mellon, me sugirió que fuéramos juntas a Italia, concentrándonos sólo en Roma y Venecia para que el viaje fuera manejable y plácido. ¡Caramba! De sólo pensar en que vería las ruinas romanas, el Vaticano y la luz de Venecia me sentí aturdida de alegría y expectación. Tardé seis meses en planificar y prepararme para el viaje. La parte más importante fue buscar una niñera que se quedara nueve días con mis hijos, una tarea ardua y la piedra angular de nuestro viaje. Si no cuidaban bien a los niños y yo no confiaba cien por ciento en la persona a cargo, nunca disfrutaría el viaje. Por suerte contaba con una persona que había elegido ser niñera profesional como segunda carrera. Era muy experta, madura y confiable. Además, me había cuidado los niños muchas veces, y ellos la conocían muy bien.

Cuando Tina y yo nos embarcamos en el vuelo a Roma, me inundaba el entusiasmo y la expectación. Habíamos leído nuestras guías y planificado los itinerarios. E incluso había practicado algunas frases en italiano, pero confiaba en mi habilidad para hablar francés y español. Nos fue bien. Los italianos fueron corteses ante nuestros intentos de comunicación insuficiente en su idioma, mezclado con francés, español e inglés. Fue un cambio refrescante dejar de hablar en lenguaje de preescolar.

Por supuesto que disfruté de los sitios históricos de Roma, pero una de las cosas que más me gustaron fue sentarme a desayunar con una taza de café caliente y leche espumosa encima, sin tener que saltar de la mesa a recoger cosas o limpiar algo que se había derramado. Por el contrario, me senté a mis anchas, mirando a los romanos caminar al trabajo mientras disfrutaba de un buen café humeante.

Al cabo de cuatro días en Roma, Tina y yo empacamos y nos preparamos para tomar el tren a Venecia. Pero en vez de entusiasmarme por la próxima etapa de nuestro viaje, me entristecí. Echaba mucho de menos a Randy y deseaba que hubiéramos podido ir juntos a Venecia como siempre me dijo que iríamos. La aflicción creció dentro de mí hasta hacerme sentir que iba a estallar. Me eché a llorar en la habitación de un hermoso hotel romano porque iba a la adorable ciudad de Venecia. Me sentí como una idiota, pero Tina fue muy comprensiva, me abrazó y me aseguró que aquella tristeza pasaría y que disfrutaría Venecia aunque ya Randy no estuviera conmigo.

Y tuvo razón en parte. Venecia era hermosa, especialmente en el crepúsculo, cuando el reflejo de la luz en el agua le otorgaba un matiz dorado a sus edificaciones. Una vista increíble. La catedral de San Marcos era espectacular, con su arquitectura medieval y su historia sorprendente. Pero la primera noche pensé que no podría quedarme un día más. Demasiado romanticismo dondequiera que miraba. En todas partes había parejas: jóvenes arrullándose, personas maduras enamoradas aún y tomadas de la mano, y ancianos cenando juntos. En los cafés al aire libre de la plaza, varias orquestas tocaban una música que estimulaba a las parejas a bailar. El amor estaba en el aire, literalmente. Y luego las góndolas, en las que paseaban parejas felices mientras el gondolero remaba por los canales, y, por un poco más de dinero, cantaba en italiano. Al ver aquellas parejas, especialmente las de más edad, me remonté a mi pérdida: mi esposo había muerto, y nunca estaría con él en Venecia para bailar un vals o disfrutar las vistas, o, a mayor escala, envejecer juntos. Me deprimí tanto que opté por regresar al hotel con el corazón destrozado. Y para colmo de males, los huéspedes de la habitación vecina hicieron el amor de forma apasionada y a toda voz.

Tina se había quedado en el hotel esa primera tarde tratando de aplacar una migraña mientras yo salí a explorar la ciudad. Al día siguiente, fresca y lista para una nueva aventura, se conmocionó al verme tan triste y decepcionada. Mientras disfrutaba de mi taza favorita de café caliente y leche espumosa, hizo que me olvidara de la noche anterior y contemplara la belleza que nos rodeaba en ese mismo instante. Frente a nosotros estaba el canal principal lleno de embarcaciones a pleno sol. Todo aquello que no había podido ver horas antes me devolvió el alma al cuerpo. Con la ayuda de Tina, me deshice del velo de tristeza que me había cubierto los ojos y admiré la riqueza circundante. Y me propuse no perder aquel momento fantástico. Con la guía y los lentes de sol en mano, me levanté de la mesa lista para disfrutar mi vida presente, y para dejar de vivir en el pasado.

Los otros dos días fueron maravillosos. Transitamos por los senderos disfrutando de las vistas, extraviándonos para luego recuperar el camino de regreso. Decidimos pasear en góndola a mitad del día, cuando el paisaje no fuera tan romántico, y mientras caminábamos fuimos observando a los gondoleros hasta que encontramos uno apuesto que parecía amable. Gracias a la tonta disposición de Tina, reí tanto durante aquel paseo que no pensé ni por un instante en mi tristeza. Y como Tina también tiene una hermosa voz, cantó para nosotros. Luego, para no quedarme a la zaga, entoné una agitada versión de "Row, Row, Row Your Boat" que se convirtió en un dúo hasta que las carcajadas nos impidieron seguir cantando. El resto del trayecto transcurrió más o menos de forma similar: ambas actuando como colegialas, riendo y disfrutando lo más posible de Italia, y aprovechando al máximo cada momento.

Después de nuestro viaje a Italia he hecho un par de viajes cortos a Washington, D.C., y al Caribe para celebrar el cumpleaños de Tina. En cada uno recargué mis baterías y regresé a casa lista para reasumir mis responsabilidades. Creo que puedo dar más después de hacer algo por mí. Pero el tenis y los viajes no son las únicas formas que he encontrado para escapar de las presiones de mi vida cotidiana. También he aprendido a tomarme un breve receso durante el día o en la noche para leer un libro. En el vuelo a Italia, comencé la serie Crepúsculo de Stephenie Meyer. Aunque no soy lectora asidua de novelas sobrenaturales o románticas, descargué el libro después de que varios amigos me dijeran que lo habían leído y les había gustado. La historia es tan adictiva que he leído y releído las novelas varias veces. Cuando terminé de leer el primer libro, recorrí varias librerías de Roma buscando el segundo. Luego, en Venecia, tuve que buscar el tercero. Después de terminar el cuarto, recomencé la serie. Y al terminarla, volví a leerla de nuevo. Cuando hablé con mi consejera acerca de esta extraña obsesión sin comprender por qué parecía estar anclada en la historia, me explicó que aquello también constituía un escape. Cada vez que tenía tiempo libre, especialmente en las noches cuando me sentía sola, leía un libro y me sumergía en otro mundo. La serie Crepúsculo era puro escapismo, una lectura fácil carente de narrativas complejas llena de personajes y argumentos que fatigaran mi ya abrumado cerebro. No pude avanzar una página más de Marguerite Duras ni Virginia Woolf con sus complicadas técnicas de narración y estructuras sintácticas, aunque me especialicé en literatura en la Universidad, y disfrutaba las novelas intelectualmente estimulantes. Me identifiqué con los protagonistas, con el dolor que Bella sintió cuando perdió al amor de su vida, y las páginas en blanco que representaban su alejamiento del mundo fueron muy similares a lo que yo experimentaba. Fue una experiencia catártica que me hizo sentir mejor después de haber liberado de forma segura algunas de mis propias emociones. Después de leer un rato, cerraba el libro y regresaba a mi vida habitual, lista nuevamente a enfrentar mi mundo con sus alegrías y sus penas.

Aunque temía que los acontecimientos mágicos y extraordinarios que disfruté con Randy pudieran desaparecer de nuestras vidas después de su fallecimiento, caí en cuenta que esa preocupación era infundada. En la medida que fui dando pequeños pasos adelante en mi vida, y creaba oportunidades para disfrutarlas yo misma, advertí que yo también podía hacer que ocurrieran cosas mágicas. Poco a poco volví a creer que tenía lo que necesitaba, justo dentro de mí, y que no dependía de otra persona para sentir entusiasmo o disfrutar de actividades interesantes. Y tuve el poder de crear esos elementos por mi cuenta, para mí misma.

17

La magia que nunca perdimos

Cuando Randy me obsequió un pastel de cumpleaños ante cuatrocientas personas durante su última lección, supe que aquel momento que compartíamos iba a ser probablemente el último acto sorprendente de amor que mi esposo iba a obsequiarme. ¿Cuántos hombres hubieran sido lo suficientemente previsores como para hacer que sus esposas fueran parte de su última oportunidad de hacer lo que más les gustaba? De pie en aquel podio junto a él y frente a tanta gente, me sentí enormemente feliz y triste a la vez. Quería mucho a Randy, y ésa era una de numerosas razones por las que me resultaba tan valioso. Y sabía que en breve no estaría más. El amor de mi vida desaparecería, así como las sorprendentes y maravillosas experiencias en las que participábamos los niños y yo. Sin esa chispa de entusiasmo, nuestras vidas parecerían oscuras. O al menos eso fue lo que creí.

Randy se caracterizó por experimentar la vida con curiosidad, siempre con una sonrisa en el rostro. No le preocupaban las posesiones materiales. Lo que más nos importaba a él y a mí era hacer cosas juntos, pasar tiempo juntos. Y comenzamos a inculcarles a Dylan, a Logan y a Chloe el valor del tiempo y las aventuras en familia. Al faltarnos Randy, no creí que volveríamos a realizar otro viaje especial. Sin embargo, descubrí que no debía renunciar así como así a la idea de disfrutar experiencias magníficas o tiempo con los familiares que viven fuera de la ciudad.

Los parques acuáticos ocuparon siempre un lugar prominente en nuestra lista de sitios favoritos. Teníamos pases de temporada para el Sandcastle Waterpark de Pittsburgh, adonde llevábamos a los niños, incluso cuando sólo podían disfrutar de la piscina para bebés, y teníamos que turnarnos para vigilar a dos de los niños mientras el otro se deslizaba por el tobogán de agua. Cuando éramos novios, Randy y yo viajamos incluso hasta Orlando para disfrutar de Blizzard Beach en Disney, considerado por Randy como uno de los mejores parques acuáticos. Allí permanecimos horas y horas en la piscina, deslizándonos por los toboganes y flotando sin rumbo en la lenta corriente de un río poco profundo. Para mi gran sorpresa y consternación, Randy me obligó a pasar por el tobogán de 36 metros de altura por el que se desciende a velocidades de 80 a 96 kilómetros por hora, en caída de doce pisos. Aunque para mí una sola vez fue suficiente, Randy lo hizo una y otra vez, disfrutando de la emoción. Incluso con la gigantesca cicatriz del procedimiento Whipple que le cubría todo el torso, volvió a deslizarse por el tobogán de alta velocidad en Sandcastle, anunciando al llegar al fondo que su cuerpo suturado resistió incólume la prueba. Estaba tan lleno de vida que le otorgaba magia a cosas tan simples como un tobogán acuático.

Quise recuperar parte de la magia que tanto echaba de menos, y que mis hijos supieran cuán apasionante puede ser la vida. En el receso de primavera de 2009, a sólo seis meses del fallecimiento de Randy, fuimos a un parque acuático bajo techo en Williamsburg, Virginia. Después de hablar con varios amigos que lo habían visitado con sus hijos, pensé que garantizaba la seguridad de los niños. Si cuando llegáramos las condiciones no eran adecuadas, podíamos regresar a casa en una hora y volver a probar cuando tuviesen más edad. Sin embargo, deseaba que nos divirtiéramos tanto como cuando Randy estaba vivo y saludable. Echaba de menos esa parte de mi vida.

Hice la maleta, los coloqué en los asientos de seguridad y salimos rumbo a Williamsburg. Después de alojarnos en el hotel, como queríamos ver la piscina, nos pusimos rápidamente los trajes de baño. Me quite el reloj y los pendientes y los coloqué en la caja de seguridad antes de salir. Mientras caminábamos por el hotel hacia el parque acuático, la sorpresa en los rostros de mis hijos no tuvo precio. Sabía que habían heredado el gen del parque acuático de su padre y de mí. Al observar el sitio advertí que había cuatro piscinas diferentes: una para niños, una de olas, otra profunda para chicos más grandes, y un río lento y poco profundo. En pleno centro de las piscinas se elevaba una imponente estructura de juegos con pistolas de agua interactivas, chorros, escaleras de cuerdas, toboganes y hasta un enorme tobogán cubierto al extremo de la zona, en el que podíamos entrar todos juntos. Nuestro entusiasmo era palpable, y los niños se aprestaban a salir corriendo para jugar como una manada de caballos salvajes, moviendo las cabezas y pateando el suelo, listos para galopar.

Pero no los dejé. Primeramente, hablamos acerca de su seguridad y revisamos las reglas, entre las que figuraba estar donde mamita pudiera verlos; cero juegos bruscos, cero carreras, y abstenerse de orinar en la piscina. Por suerte, contábamos con chalecos salvavidas que les servían a Logan y a Chloe. Además, había guardas en cada piscina y en la estructura de juegos. Con tanta seguridad circundante, se disipó mi preocupación de que pudieran ahogarse, aunque no los perdí de vista ni un segundo. Chloe, quien estaba a punto de cumplir tres años, quiso quedarse en la piscina para bebés con su tobogán pequeño, sus chorritos minúsculos y el agua poco profunda. Logan, de cuatro y medio, y Dylan, de siete y medio, quisieron estar en la estructura o en la piscina de olas, y los dejé retozar en la primera, mientras Chloe y yo permanecíamos en la piscina para bebés. Después de un rato, fuimos juntos a la piscina de olas, donde Chloe jugaba en la orilla y los chicos disfrutaban saltando y cabalgando sobre el agua en movimiento. Para mi sorpresa, a Chloe le permitieron subir a la balsa de goma conmigo y los chicos, por lo que nos deslizamos por el tobogán grande. Como estaba algo nerviosa, me coloqué a Chloe en el regazo, y coloqué a Logan y a Dylan a cada lado. Y así descendimos, descendimos y descendimos, girando y pasando las curvas, con gritos de alegría en el aire. Llegamos al final sin tropiezos y todos riendo de lo lindo. Incluso la pequeña Chloe lo disfrutó. Inmediatamente pensé en cómo se habría emocionado Randy al ver cuánto les gustaba el parque acuático a sus hijos. Fue un momento agridulce, pero no dejé que aquellos pensamientos hicieran mella en mí. No quería echar a perder el momento, y, honestamente, tampoco tenía tiempo para sumergirme en mi aflicción. Tenía que correr tras los niños, ansiosos por disfrutar de su próxima aventura.

Al cabo de varias horas de juegos en el agua, estábamos exhaustos y regresamos a la habitación para dormir la siesta. Como los niños tenían hambre cuando despertaron, fuimos a cenar al restaurante del hotel. Esta es la parte que más me gusta de las vacaciones: no tener que planificar la comida ni prepararla. En un momento de la cena —creo que cuando fui a pagar— miré mi mano y me di cuenta de que ¡no tenía mi anillo de compromiso de diamantes en el dedo! Comencé a entrar en pánico, y busqué en el bolso y por toda la mesa para ver si se había caído. ¡Nada! Los niños me vieron agitada y trataron de ayudarme a recordar dónde lo había visto por última vez. Me resultó imposible acordarme porque nunca me lo quité. Me dio un salto en el estómago y se me hizo trizas el corazón.

Era precisamente el diamante que Randy me entregó al proponerme matrimonio, de rodillas, en casa de mis abuelos. En nuestro quinto aniversario de bodas lo hizo engastar para que no arañara a los niños con una de sus puntas. Jamás me había quitado el anillo en ninguna de las ocasiones que estuvimos en una piscina, playa o parque acuático. No lo hice porque jamás se me había caído del dedo, sólo me lo cambiaba a la mano derecha cuando me salió un eczema en el anular izquierdo un mes después de morir Randy. Cada vez que ese dedo enrojecía y me picaba, lo colocaba en la otra mano hasta que desaparecía la molestia, y eso fue lo que hice en los últimos tiempos. Tal vez el anular derecho era más pequeño, o quizá el anillo tuvo más espacio para girar porque estuvimos todo el día en el agua. O se salió mientras me deslizaba por el tobogán con Chloe, Logan y Dylan o cuando jugábamos en la piscina de olas. Pero, independientemente de cómo pudo desaparecer, ¡se me había extraviado el anillo de compromiso! Algo que me dejó totalmente devastada y perturbada.

Los cuatro salimos casi corriendo a la habitación, y los niños me ayudaron a buscar por todas partes. Cuando vimos que no aparecía el anillo, me eché a llorar. Estaba muy molesta y enojada conmigo misma por no habérmelo quitado para guardarlo en la caja fuerte con el reloj y los pendientes. Luego fuimos a la recepción para preguntar si alguien lo había encontrado y lo había dejado allí. El recepcionista hizo algunas llamadas infructuosas, y luego me dijo que fuera a ver al encargado de la piscina para ver si se había quedado atrapado en alguno de los filtros. Regresamos al parque acuático y hablamos con el encargado, quien nos dijo que revisaría los desagües y filtros esa misma noche cuando cerrara la instalación. Tenía que esperar hasta el día siguiente para saber si habían encontrado mi anillo.

Esa noche sentí ira contra mí y contra el mundo. "¿Qué más pudo haber ocurrido? ¿Qué otra cosa pudo haber salido mal?", me pregunté. Y precisamente durante nuestra primera gran aventura, en la que sentí que recuperaba alguna alegría de vivir. Traté de reformular mentalmente la pérdida del anillo de forma útil y positiva. Por una parte, era un recordatorio físico de nuestro matrimonio y nuestra vida en común. Ningún otro anillo podría sustituir ni representar el amor de mi esposo. Después de calmarme un poco, pude hacer un análisis más racional de la situación. Sabía que en el fondo el anillo era sólo un objeto. De índole sentimental, pero aun así un objeto. En realidad no había perdido nada de importancia o valor real. No era una tragedia en el sentido verdadero del término. Nadie se había ahogado, extraviado ni lesionado. Tampoco perdería ninguno de los adorables recuerdos o el cariño que yo asociaba al anillo. En realidad, su pérdida me condujo a una especie de revelación: allí estuvimos, disfrutando de un día fantástico en el parque acuático. Los niños y yo reímos, nos deslizamos y chapoteamos como locos. Disfrutamos una de esas experiencias maravillosas que tanto temí que no volverían a repetirse. Confirmé que la magia no había desaparecido de nuestras vidas al morir Randy. La magia seguía entre nosotros, dentro de nosotros. Siempre había estado. Aunque podía perder una parte tangible de Randy y un símbolo de nuestro matrimonio, jamás iba a desvanecerse la magia que supimos crear juntos. Entonces, ¿me alegraba perder mi anillo? ¡No! Pero lo que gané al visitar el parque acuático fue más valioso que cualquier posesión material. En definitiva, aquel viaje fue un paso más en el camino para reconstruir mi vida.

Además, pensé que si tuviera que extraviarse aquel anillo, el parque acuático sería un sitio idóneo para que descansara. Me infundió paz imaginar que estaría en el fondo de alguna piscina. Tal vez un buen hombre lo encontraría y se lo daría a la mujer que amaba y con la que quería casarse. Quizá sería un símbolo del amor de otra pareja. Esperé de todo corazón que esa pareja disfrutara el amor que Randy y yo nos profesamos y que nunca dejaría de sentir, estuviera o no aquel anillo en mi dedo. Aún lo siento hoy, a pesar que la muerte nos separó.

Después de aquella aventura en el parque acuático, los niños y yo hemos disfrutado de numerosas experiencias sorprendentes. En la primavera de 2009, Bob Iger, Director Ejecutivo de Walt Disney Company, nos invitó a participar en el develamiento de una placa conmemorativa de homenaje a Randy en el Magic Kingdom. De pie frente a los setos junto a la atracción de las tazas de té de Alicia en el País de las Maravillas, los niños cortaron la cinta inaugural colocada alrededor de una placa en forma de hoja con varias citas de Randy: "Sé bueno en algo. Eso te hace valioso... Ten siempre algo que aportar porque eso te hará más bienvenido". Después de estudiar la placa por algunos minutos, Dylan le preguntó al Sr. Iger por qué Disney había elegido la forma de una hoja. El alto funcionario le respondió que la hoja simbolizaba el legado imperecedero de su padre, que vivirá por siempre. ¡Qué oportunidad única para que Dylan sostuviera una conversación con el director ejecutivo de una de las compañías más influyentes del mundo! Después de la ceremonia, los niños y yo disfrutamos del parque con la madre y la hermana de Randy y su familia, así como mi hermano y su hija. Fue una reunión familiar en miniatura.

Ese mismo año fuimos invitados a Pittsburgh para la inauguración del Randy Pausch Memorial Bridge. Una vez más los niños tuvieron el honor de cortar la cinta para dar acceso al puente que conecta el Centro Purcell de las Artes con el nuevo Centro Gates de Informática y el Centro Hallan de Tecnologías para las Futuras Generaciones. Estos dos últimos son la nueva sede de informática en la Universidad Carnegie Mellon. Sin temor alguno, Logan y Chloe hablaron por el micrófono para agradecerle a Carnegie Mellon por homenajear a su padre. Dylan siguió el ejemplo de sus hermanos e hizo una comparación entre la iluminación del puente en horas nocturnas y su padre pleno de luz de vida. Luego los niños corrieron de un lado a otro del puente mientras siete mil lámparas LED programables creaban un espectáculo luminoso que lo recorría. La experiencia en general fue aun más especial por la presencia de la madre, hermana, sobrina y sobrino de Randy. A la mañana siguiente caminamos a un magnífico restaurantito y desayunamos juntos. Eso me recordó las veces que Randy y yo viajábamos a casa de sus padres para reunirnos con su familia y pasar juntos el fin de semana.

Los niños también viajaron conmigo a Washington, D.C., donde participamos en una caminata para recaudar fondos y concienciar acerca de la investigación del cáncer de páncreas. A Dylan y a Logan los invitaron a dar el discurso de inauguración ante dos mil participantes entre los que estaban su abuela, tía y primos. A ninguno de los dos les intimidó la multitud ni hablar por el micrófono. Me impresionó su confianza y presencia de ánimo para hablar del cáncer de páncreas y el impacto personal que ejerció en ellos.

Al día siguiente, Dylan y yo fuimos al Capitolio para reunirnos con Nancy Pelosi, Presidenta de la Cámara de Representantes; con el representante Frank Pallone Jr.; el senador Mark Warner; la representante Lucille Roybal-Allard; el senador Jim Webb; la representante Rosa DeLauro y el representante J. Randy Forbes para pedirles su apoyo para incrementar el financiamiento del Instituto Nacional del Cáncer y de la investigación del cáncer de páncreas en particular. El hecho de que los estadounidenses podamos recurrir a nuestros funcionarios electos, hablar con ellos acerca de los problemas que nos preocupan y atraer la atención del gobierno resultó una increíble lección para un niño. Es un gobierno "del pueblo y para el pueblo", como dijera Abraham Lincoln en su famoso Discurso de Gettysburg. Además, éramos parte de una comunidad enorme de personas afectadas por el cáncer de páncreas.

En Estados Unidos, cada año le diagnostican cáncer de páncreas a más de 43,000 personas. Más de 400 personas de cuarenta y nueve estados participaron en este evento. Dylan, Logan y Chloe conocieron a otros niños que habían perdido un padre, madre, abuela, abuelo u otro ser querido, lo cual les ayudó a entender que no eran los únicos en sufrir tal tragedia. También tuvieron la oportunidad de conocer a muchas personas que sobrevivieron a la enfermedad, lo cual nos dio a todos la esperanza de que algún día más del seis por ciento de los pacientes de cáncer de páncreas sigan vivos cinco años después del diagnóstico. Fue un viaje increíble y espero que podamos repetirlo en el futuro.

A casi un año de haber extraviado mi anillo de compromiso, lo descubrí en lo más profundo del bolso que usé en aquel viaje al parque acuático, oculto en un compartimiento con cremallera. Nunca sabré cómo fue a parar allí, pues registré el bolso después de darme cuenta de que había perdido el anillo. Además, no estoy habituada a tener alhajas en el bolso cuando salgo de la habitación de un hotel. Las coloco en la caja de seguridad, con mi reloj y otros objetos de valor. Durante los meses que usé el bolso después de la aventura del parque acuático, jamás encontré el anillo. Por tanto, me sentí absolutamente sorprendida pero muy eufórica por haberlo recuperado. El anillo resurgió en un momento de mi vida en extremo interesante: había decidido volver al mundo de las relaciones sentimentales. Tal vez Randy me devolvió el anillo como un recordatorio de él y de nuestra relación, y para servirme de guía en mi pesquisa a fin de determinar si mi corazón había sanado lo suficiente como para volver a amar.

18

¿Volver a amar?

UNA DE LAS CONVERSACIONES MÁS COMPLEJAS que sostuve con Randy mientras nos preparábamos para su muerte fue acerca de la posibilidad de volverme a casar. Con su franqueza habitual, Randy me dio consejos para buscar al hombre apropiado, y me alertó para que no cometiera mis errores de juventud. Estaba muy preocupado por mí y por sus hijos, quienes serían afectados directamente por la persona que yo escogiera para compartir mi vida. Sé que hubiera sentido lo mismo si hubiera estado en su situación, y habría tenido que confiar en Randy, no sólo para encontrar a alguien que él amara y respetara, sino también que fuera una buena madre para los niños. También previó la curiosidad pública acerca de cómo se sentía ante la posibilidad de mi transición romántica después de que él muriera, y habló del tema en *La última lección:* "Por encima de todo, quiero que Jai sea feliz en los años venideros de manera que, si encuentra la felicidad en un nuevo matrimonio, será grandioso. Si encuentra la felicidad sin volver a casarse, también será grandioso". Randy elaboró cuidadosamente esa frase a fin de que no me sintiera presionada a volver a casarme, pero yo sabía que estaba contemplando todas las posibilidades.

Antes de morir, Randy creó una lista selecta de candidatos disponibles en los que confiaba, y me recomendó considerarlos para un noviazgo y posiblemente el matrimonio. Algunas de las personas a quienes les relaté esta historia reaccionaron con indignación, pues consideraron que Randy exageró su carácter controlador en su intento de manipular mi vida desde la sepultura. Pero yo estoy totalmente en desacuerdo. Por el contrario, veo la acción de un hombre que me amaba de tal manera que pudo dejar a un lado los celos, pensar que yo estuviera con otra persona, y preocuparse por mi felicidad y por el bienestar de nuestros hijos. Finalmente le pedí que no me mostrara más la dichosa lista, y me negué a hablar con él de otros hombres cuando trataba de sacar el tema. En aquel momento no estaba en condiciones emocionales como para considerar el aspecto romántico de mi futuro o de la falta del mismo.

Después de la muerte de Randy, mientras visitaba a algunas de mis amigas de la iglesia, una de ellas me habló de una conversación que Randy había sostenido con ella y su esposo, en la cual les pidió que me buscaran un hombre bueno cuando llegara el momento oportuno. Por tanto, no sólo no se limitó a crear la lista, ¡sino que también reclutó a algunos de nuestros amigos para que hicieran el papel de mis casamenteros personales! A pesar de tantos esfuerzos, no estaba lista para dar ese paso, y le agradecí por ser tan buena amiga.

Recuerdo que hablé con la Dra. Reiss en el otoño de 2008, y admití que no podía imaginarme una relación romántica con alguien en aquel momento, porque no podía soportar la posibilidad de abrir mi corazón o arriesgarme a sufrir otra herida. Aún me abrumaba el dolor. Mi corazón no estaba en condiciones. Mi familia me protegía y esperó en silencio hasta que estuviera lista para regresar al mundo del amor, sin forzarme nunca a hacerlo mientras no estuviese lista. Luego me enteraría de lo difícil que les resultaba mi aflicción y mi soledad de cada noche, mes tras mes. Sufría de una herida que se curaría a su tiempo.

La madre y la hermana de Randy me apoyaron en ese proceso de transición, aunque no creo que Randy les pidió que me ayudaran en esta misión. Tammy, la hermana de Randy; y Virginia, su madre, son personas razonables y cariñosas, y entendieron que algún día yo querría encontrar a alguien a quien amar nuevamente. Un fin de semana, cuando los niños ya se habían acostado, Tammy, que estaba de visita en casa, trajo a colación el tema de una posible relación sentimental. Me aseguró que no tendría problema alguno con eso, y quiso que no me sintiera incómoda de hablar con ella del asunto. Me resultó maravilloso que Tammy se refiriera a un proceso del que tanto me molestaba hablar. También hizo que me sintiera más cerca de la familia de Randy saber que ni siquiera cuestiones tan difíciles como salir con alguien o volver a casarme socavarían nuestra relación.

Lo raro fue que quienes se mostraron más proclives a que saliera con alguien fueron mis hijos, sobre todo Dylan, el mayor, que tenía siete años en ese tiempo. Recuerdo cómo me habló del tema una mañana en el coche después de dejar a sus hermanos en la escuela, preguntándome si pensaba volver a casarme algún día o si había tenido esa idea. Me tomó completamente desprevenida, pues no había salido con nadie y ni siquiera había tratado la cuestión en ese momento. Debe haber sido algo en lo que pensó previamente, pues estaba preparado para sostener la conversación, por lo que traté de explicarle que mamita no estaba lista aún porque su corazón seguía sufriendo por la pérdida de papi. También añadí que sería difícil que mami saliera con alguien, dada mi carencia de oportunidades sociales, y que debía comprender que transcurriría algún tiempo antes de que yo volviera al mundo de las relaciones sentimentales.

Luego, mi precoz hijo aconsejó algunas estrategias para ayudar a su mamá de 42 años a encontrar un hombre elegible. «¿Has pensado en un hombre divorciado? Tal vez esté buscando una nueva familia», dijo Dylan. ¡Caramba! Un razonamiento y una percepción que me sorprendieron.

Posteriormente, en otra conversación, Dylan me confesó que echaba de menos a su padre y que quería realmente otro papá. Trataba de que yo encontrara otro padre para llenar el vacío dejado por Randy. ¡No hay nada como un poco de presión de un hijo! ¡No hay nada como subir la parada cuando las apuestas ya son demasiado altas!

Le dije cuánto sentía la muerte de su padre, y enfaticé en la suerte que teníamos de contar con el tío Bob, mi hermano, quien vivía tan cerca que podía venir a visitarnos. Y que mucha, pero mucha gente nos quería y nos ayudaba. Ninguno podía sustituir a Randy, el padre y mejor amigo de Dylan, pero su presencia era algo que debíamos apreciar. Lo cierto es que no quería entrar en el mundo de las relaciones románticas con el solo propósito de darle otro padre a mis hijos. No lo considero correcto ni justo. Traer a otro hombre a esta familia no iba a curar nuestras heridas, ni haría desaparecer los sentimientos que provocó la pérdida de Randy. Ésa era la cuestión real que quise comunicarle Dylan: no había nada de malo en echar de menos a Randy, en echar de menos a un papá, pero no debía pensar que colocar a otra persona en el lugar de Randy iba a mejorar las cosas. Una dura lección para una persona tan joven, pero muy importante.

En el verano de 2009, ya lidiaba un poco mejor con la aflicción y la vida como madre sin esposo. El nudo en el pecho se había aligerado, aunque seguía presente. Me sentía cómoda con nuestra rutina cotidiana. A los niños les iba bien y se divertían. Me encantaba verlos crecer, compartir cada día con ellos y emprender nuevas aventuras. También me dediqué a crear una red social fuera de mi familia inmediata. Mis amigas y yo salíamos ocasionalmente a cenar, al cine o al teatro. En general, estaba feliz con mi vida. No estaba sola, pero comenzaba a sentir la soledad. Echaba de menos tomar a alguien de la mano o acurrucarme con una persona mientras veía una película. Mi corazón volvía a latir, y poco a poco fui dándome cuenta de ello. Claro, no me desperté una mañana y dije: «¡Vaya, quisiera tener a alguien especial en mi vida a partir de hoy!». Por el contrario, fue un despertar gradual.

En el otoño de 2009, a poco más de un año de la muerte de Randy, había dado algunas charlas acerca de mi experiencia como responsable de cuidar de alguien y de la viudez a algunas agencias de salud y a un par de eventos de recaudación de fondos para la investigación del cáncer de páncreas. En cada evento hablaba de Randy y de nuestras experiencias comunes durante su enfermedad. Pero al hablar de él y compartir mis sentimientos con el público, advertí que estaba evocando su fantasma, resucitándolo de tal manera que podía sentirlo nuevamente junto a mí. Resulta interesante mi incapacidad de hablar de Randy y de nuestras experiencias con mis amigos porque era muy doloroso para todos. Sin embargo, en aquellos sitios públicos y anónimos, no sólo podía invocar su nombre y relatar las agonías que creó el cáncer en nuestras vidas, sino que también el público asistente quería conocerlas, dispuesto a escuchar los detalles de nuestro tránsito por aquel calvario, y yo quería describir el dolor que la enfermedad había provocado en mí, en mi esposo y en nuestros hijos. Fue un proceso catártico y de maravillosa curación. En cuanto terminaba la charla o salía del evento de recaudación, el fantasma de Randy se disipaba, y la sensación de que estaba junto a mí también se evaporaba. Y volvía a perderlo nuevamente.

Y luego, aquella soledad ahondándose dentro de mí. Ya no tenía más aquella persona especial con la que compartir las pequeñas alegrías de la vida. Amaba a Randy (no he dejado de amarlo), pero decidí que no iba a casarme con un fantasma. Estaba feliz con mi vida, tenía amigos maravillosos, una familia unida que me apoyaba, y nuevos retos intelectuales que enfrentar. Podía seguir así, y estaba bien. Pero en realidad quería algo más que estar bien.

Decidí que estaba lista para dar otro paso en el camino de construir mi nueva vida, pero tal decisión implicaba un desafío: cómo iniciar el proceso de conocer a alguien. Conocí a Randy cuando trabajaba. Y a los otros hombres con quienes tuve relaciones antes de casarme con Randy, cuando estudiaba. Sin embargo, no trabajaba en ninguna oficina ni estudiaba en una universidad. Y como nunca he sido partidaria de los bares, esa opción estaba eliminada de plano. Ni me causó sorpresa no haber conocido a un hombre jugando tenis con mujeres, recogiendo a mis hijos en la escuela o durante las reuniones de la escuela primaria. Tampoco en la iglesia. Cuando comencé a sentirme exasperada, recurrí a mis amigas y a mi familia. Este método funcionó brillantemente cuando buscaba un pediatra para los niños, un médico general para mí, un pintor para la casa, un perro para la familia. Seguro que mis amigas podrían sugerirme un soltero aceptable que también me sirviera de electricista. ¡Qué ingenua fui al pensar que sería tan sencillo encontrar a alguien de mi edad disponible para salir a cenar!

Al cabo de algún tiempo me cansé de escuchar mis propias quejas ante la falta de progreso de mis misiones románticas. La situación se transformó en un desafío real que me propuse enfrentar. Tenía que ser creativa y elaborar un método menos tradicional de conocer a un hombre, pues los que había probado no funcionaron. Así las cosas, como otros veinte millones de estadounidenses, me inscribí en un servicio de citas por Internet para incrementar mis posibilidades de conocer a un hombre soltero. A las veinticuatro horas de incorporarme al sitio Web, mi cuenta contaba con una lista de al menos diez solteros elegibles en mi localidad. Me sorprendió la facilidad y rapidez con la que dispuse de una lista de pretendientes en tan corto tiempo. Me hizo sentir que tenía opciones. Pero permítanme aclararles algo: el sitio Web no me proporcionó una amplia variedad de hombres para elegir, sino más bien la oportunidad de conocer a hombres solteros u optar por no encontrarme con nadie. Las circunstancias no me obligaban a estar soltera. Tenía opciones, lo que me dio una enorme confianza.

Una vez que conté con la posibilidad de conocer a alguien, tenía que asegurarme a mí misma de que no había nada malo en seguir adelante. En lo profundo de mi corazón, sabía que nunca dejaría de amar a Randy. Pero en mi mente reconocía que nuestros votos nupciales me liberaron de nuestros lazos matrimoniales con la muerte de Randy. Sin embargo, tuve que lidiar en cierta medida con el remordimiento de serle infiel a mi esposo fallecido. Mis amigas y mi consejera me escucharon y me dieron el respaldo necesario para seguir adelante con mi vida. Pero me advirtieron que tomara las cosas con calma, que no concediera mi corazón con demasiada premura, y, sobre todo, que me divirtiera. Así que respiré profundo y respondí los mensajes de mi cuenta de citas por Internet.

Aunque coordinar citas en abstracto pudiera parecer atractivo, en realidad es difícil y doloroso. A nadie le gusta que lo rechacen en ninguna etapa de la vida, pero eso es parte del proceso. Por supuesto, el aspecto positivo está en la carga de emociones que nos invade cuando conocemos a otra persona. Algo que no había sentido en largo tiempo, y me complació. La búsqueda de una relación sentimental le dio una dimensión nueva y enriquecedora a mi vida, independiente de mis hijos y de sus vidas, y totalmente aparte de mi relación con Randy. Al menos eso fue lo que pensé.

Algo que me causó sorpresa fue que mi nombre y mi rostro fueran reconocibles a pesar de que había transcurrido más de un año de la publicación de *La última lección* y de que apareciera alguna noticia sobre mí en la radio o la televisión. Me había dejado crecer el pelo, y me sentía diferente a las fotografías que me habían tomado y habían colocado en Internet, usado en la televisión o en el libro. A veces, en un intento de ser honesta, era directa a la hora de decir quién fue mi difunto esposo. Algunos pretendientes potenciales habían buscado mi nombre en Google y se habían enterado de muchos detalles de mi persona en Internet. Pero me di cuenta que ambas situaciones creaban un desequilibrio de información entre mi persona y la que iba a conocer. Sabían mucho de mí: cómo conocí a mi esposo, cuándo nacieron mis hijos y cómo terminó mi matrimonio. Sin embargo, yo no sabía tantas cosas de esos pretendientes, y me sentí en desventaja. Tenía que confiar en que aquellos hombres me dirían la verdad sobre sí mismos y cómo y por qué ya no estaban casados. Y la percepción pública de Randy como una persona perfecta, a pesar de sus defectos, puede intimidar bastante a algunos hombres. En ocasiones la gente no puede evitar verme como "la viuda del profesor", y esto puede ser un poco desagradable. Aparentemente, el fantasma de Randy me perseguía cada vez que trataba de seguir adelante. Tuve que aprender a manejar esas situaciones y sentirme cómoda como soy. Pero es más fácil decirlo que hacerlo.

Otro factor de complicación para conocer pretendientes potenciales es tener hijos pequeños. Debido a su vulnerabilidad, quiero protegerlos para que no se encariñen con alguien que pudiera desaparecer de sus vidas en cualquier momento. Cuando comencé a considerar una posible pareja, les dije que iba a cenar con un hombre, e inmediatamente llegaron a la conclusión de que esa persona y yo íbamos a casarnos y que tendrían finalmente otro papá. Pero les expliqué que se trataba de un proceso largo para conocerse antes de tomar la decisión de compartir la vida con esa persona. Y les repetí el mantra de Randy: "Cásese de prisa; arrepiéntase cuando le convenga", lo cual dio como resultado una extensa conversación acerca de los atributos de una relación digna de matrimonio. Una gran lección para los niños y una posibilidad esperanzadora para mi viudez. Logan tiene una gran participación en esos diálogos, pues ya le atrae el sexo opuesto a la tierna edad de cinco años. Espero que nuestras conversaciones le ayuden a tomar buenas decisiones cuando comience a salir con chicas. Mis acciones también le servirán de ejemplo a Chloe, en quien tengo que pensar de manera especial. Quiero que mi hija me vea con alguien que me trate con amor y amabilidad para que ella busque lo mismo cuando le interesen los jóvenes. ¡Cuán fácil era salir con chicos cuando estudiaba en la Universidad y mi única preocupación era la belleza del muchacho!

Además, he tenido que aprender a determinar cuándo debo presentarles a mis hijos la persona con la que estoy saliendo. No quiero que conozcan a alguien con quien no tengo una relación seria o que no tenga intenciones dignas conmigo y con mi familia. Tampoco que se creen lazos emocionales con alguien que dentro de algunas semanas se irá por donde vino. También está el tiempo necesario para establecer una relación con alguien que está separado y alejado del entorno de mi círculo familiar, para conocernos y que nuestra relación florezca. He confrontado dificultades para crear oportunidades de que esa persona esté con mis hijos, por mi deseo de protegerlos. Sé que es importante para mí ver cómo interactúa un hombre con mis hijos y viceversa. Cuando hablé de este mismo tema con Dylan, ¡ideó una medida de quince salidas para que yo usara como referencia de cuándo sería apropiado traer alguien a casa para conocerlo a él y a sus hermanos! No sé si es el mejor índice de medición, pero me alegra realmente hablar del tema con Dylan, Logan y Chloe.

La búsqueda de pretendiente consume mucho tiempo y energía. En otras etapas de mi vida en las que salía con novios potenciales, no tenía que preocuparme por otra persona que no fuese yo. Pero ahora tengo que equilibrar el tiempo que paso con el hombre con quien salgo y el que dedico a los niños, que son mi principal prioridad. Cuando volví a salir con algún hombre, quise dejar de hacerlo inmediatamente, por temor a que esto perjudicara otros proyectos, así como la crianza de mis hijos. Una de mis mayores pasiones en la actualidad es seguir las iniciativas de Randy de incrementar la concienciación y los fondos para la investigación del cáncer de páncreas. Siempre quise trabajar como voluntaria de alguna forma en el mundo de los pacientes de cáncer, sin darme cuenta de que la posibilidad real iba a superar mi sueño.

19

Ayuda al prójimo: defensora de
los casos de cáncer de páncreas

RANDY Y YO ACUDÍAMOS CON FRECUENCIA a las citas con los
especialistas de oncología con la idea de permanecer en la
instalación por espacio de tres horas. Sin embargo, al cabo
de cuatro, cinco o seis horas seguíamos allí. Nos demorábamos por
muchas razones. En ocasiones, la enfermera tenía que administrar
los medicamentos de quimioterapia con mayor lentitud para
no sobrecargar el organismo de Randy. A veces necesitaba una
inyección para incrementar la cantidad de leucocitos y en otras había
tantos pacientes que ni siquiera había dónde sentarse. Teníamos
que esperar nuestro turno, algo parecido a aguardar por una mesa
libre en un restaurante, con la excepción de que Randy y los demás
pacientes se sentirían mal a causa de lo que iban a aplicarles.

La mayoría de los departamentos de oncología reconocen la
naturaleza fluida de las citas para tratamientos de quimioterapia y
ponen una amplia selección de refrigerios y bocadillos o máquinas
expendedoras a disposición de los pacientes en espera. También
hay voluntarios que pasan por los salones ofreciéndole refrescos

y sándwiches al paciente o a quien cuida de él. No recuerdo la cantidad de veces que almorcé gracias a esas almas nobles. MD Anderson Center en Houston abarca cuatro mil hectáreas y tiene diecisiete mil empleados. Cuando Randy estuvo allí sometiéndose al tratamiento de prueba clínica, solíamos estar muy distantes de la cafetería o de la máquina expendedora. Por suerte para nosotros y los otros veinte mil pacientes a los que atienden en la instalación, los voluntarios van por los diferentes departamentos y salones de espera con lo que se conoce como el "Jolly Trolley", un carrito equipado con bocadillos y café, té o chocolate caliente. Aún puedo escuchar su campanilla, un sonido que agradecíamos todos los que estábamos atrapados en las entrañas de aquel laberinto adonde no llegaba la luz del sol, y el tiempo se medía por la caída de las gotas de la bolsa de suero a través de la línea intravenosa. El cáncer no sólo invade el cuerpo. También el tiempo, apoderándose del control que se pudiera tener sobre la programación diaria o el propio día. El paciente y quien cuida de él están completamente a merced del cáncer. Por tanto, el "Jolly Trolley" representaba algo más que una taza de café caliente: representaba la posibilidad de escape de la realidad del momento servida con una sonrisa amable.

Luego de permanecer días que fueron semanas dentro de la burocracia de los centros de tratamiento del cáncer, me propuse ayudar a todo el que pasara por tiempos tan difíciles como los nuestros. Después del fallecimiento de Randy, cuando volvió a restablecerse la rutina en nuestro hogar, quise hacer uso de parte de mi tiempo libre mientras los niños estaban en la escuela para trabajar como voluntaria ofreciéndoles refrigerios y sándwiches a los que permanecen sentados en los mismos salones de espera donde había estado yo hacía poco. Sabía por experiencia propia la diferencia que puede marcar una acción tan simple en la vida de una persona. En vez de sumirme en la autoconmiseración, me beneficiaría ayudando a los demás. Hay una recompensa inmediata cuando hacemos algo por el prójimo: la gratificación instantánea de interactuar con la persona a la que ayudamos. Es una experiencia mucho más personal que limitarse a firmar un cheque y enviarlo por correo postal.

Estoy segura de que a muchos no les gustaría regresar a un pabellón de tratamiento del cáncer para ver portasueros y bolsas de quimio colgadas como si fueran globos de fiesta. ¡Qué clase de fiesta! Definitivamente, los invitados no la pasan bien, y, por supuesto, no vomitan en un cesto de basura porque han bebido demasiado. Estos recuerdos de días aciagos reabren las heridas de aquellos que han sobrevivido a la experiencia con el cáncer. Conozco el dolor de pacientes y de quienes cuidan de ellos, y comprendo por qué algunas personas se resisten a servir como voluntarios. La experiencia es devastadora. Pero en mi caso necesitaba hacer algo por aquellos que aún se sientan en esos pabellones, sufriendo en silencio a su modo. Después de ver las atrocidades que el cáncer les provoca al cuerpo y al espíritu, sentí gran simpatía por los que pasan por lo que yo pasé. Son imágenes que no puedo alejar con sólo cerrar los ojos, pues reaparecen en mi mente.

Sin embargo, mis planes de trabajar como voluntaria cambiaron cuando en el otoño de 2008 Julie Fleshman, presidenta de Pancreatic Cancer Action, me llamó para pedirme que asistiera al evento anual de recaudación de fondos de la organización. Un año después me invitó a formar parte de la junta directiva, algo que me hizo vacilar, porque no estaba segura de tener el tiempo o la experiencia que aportarle a la organización a ese nivel. Sin embargo, no me negué de inmediato, sino que hablé del asunto con algunos amigos cercanos. Entre mis reservas estaba haber enviudado recientemente y seguir abrumada por un tsunami de aflicción, además de estar aprendiendo a ser madre sin esposo. La única experiencia de que disponía era mi trabajo en la junta de Pittsburgh Toy Lending Library, que no se podía comparar en términos de alcance o presupuesto con Pancreatic Cancer Action. También mi tiempo libre era limitado porque Chloe asistía al preescolar sólo cuatro horas diarias. Mi participación en la junta de Pancreatic Cancer Action daría al traste con mis planes de voluntaria para servir refrigerios. Pero como no podía hacer ambas cosas, tuve que decidirme por una.

En definitiva decidí que la oferta era una oportunidad que no debía ignorar. Quizás no haría algo tan tangible como repartir comida, pero desempeñaría un papel similar a gran escala. Me agradaba ser parte de un equipo cuyos objetivos se correspondían con los míos. Eso me ofrecería la oportunidad de conocer a otras personas afectadas por el cáncer de páncreas que querían hacer algo para combatir la enfermedad. Aunque sólo existe un diez por ciento de probabilidad de que el cáncer de páncreas se contraiga por vía hereditaria, no quería ni pensar que mis hijos podían padecer el mal que segó la vida de su padre, especialmente cuando el índice de supervivencia no ha cambiado en cuarenta años. ¿Qué esperanza les ofrecería la ciencia médica a mis hijos con tal ritmo de progreso? ¿Cómo me sentiría si no hubiera hecho todo lo posible para cambiar la perspectiva de esta enfermedad?

Con esas ideas girando en mi mente, pensé en Randy, quien jamás me pidió que siguiera en esa cruzada, aunque sus acciones decían lo contrario. Cuando tuvieron que hospitalizarlo a causa de aquella insuficiencia cardiaca y renal en marzo de 2008, les dijo a los médicos que necesitaba ser dado de alta a tiempo para viajar a Washington, D.C., donde testificaría ante el Congreso para abogar por la asignación de más fondos al Instituto Nacional del Cáncer y para combatir el cáncer de páncreas. Los médicos le dieron el alta, a pesar de que seguíamos intentando bajarle la presión arterial de 200/100. Randy se sentía muy incómodo y estaba demasiado débil. Sólo hay que ver el video de su testimonio filmado por Geoff Martz de ABC News, en el que se presiona los costados y hace una mueca de dolor frente a un ascensor. Sin embargo, tuvo el coraje de vestirse y padecer las cuatro horas de camino, descansando en el asiento trasero del coche.

En agosto de 2007, los médicos le advirtieron a Randy que le quedaban unos seis meses de vida (o sea, hasta marzo de 2008), y él le dijo a Diane Sawyer durante una entrevista para el programa especial de una hora 20/20 en abril de 2008, que no esperaba estar vivo el Día del Padre, en junio de ese año. Sabía que estaba viviendo un tiempo prestado. Su decisión de estar otro día más lejos de sus hijos, después de haber estado cinco en el hospital donde no pudo verlos, resalta la importancia que tuvo para él marcar una diferencia. Aparte, Randy sabía que sus esfuerzos no lo beneficiarían en lo más mínimo, pues era demasiado tarde. Pero fue de todos modos, y creo que no sólo esperaba llamar la atención sobre el cáncer de páncreas, sino también exhortar al público y al gobierno a que actuaran, a apoyar a los investigadores médicos y a darles los medios necesarios para encontrar una cura. Aparte de ese objetivo, esperaba inspirar a que otras personas ocuparan su lugar en una carrera que no podría terminar. En un anuncio de servicio público que hizo, decía: «Es muy probable que el cáncer derrote mi organismo, pero no va a derrotar a mi alma, porque el espíritu humano es mucho más poderoso que cualquier enfermedad biológica». A la luz de sus acciones y palabras, ¿cómo no iba a ocupar su lugar y llevar adelante esa misión?

Por tanto, acepté la oferta de Pancreatic Cancer Action y me incorporé a su junta directiva. Una decisión de la que nunca me arrepentiré. Como la organización cuenta con un método integral de ataque contra la enfermedad, he aprendido mucho de los intríngulis de la administración de una organización sin fines de lucro en el arte de organizar voluntarios. Formar parte de una junta no equivale a estar sentada ante una mesa de conferencias leyendo un montón de informes, pues sus miembros trabajan activamente con la población. He participado en caminatas comunitarias, en la concienciación del público general sobre la enfermedad y en recaudaciones de fondos; asimismo he tratado de incluir a mis hijos en eventos o actividades cuando es apropiado para que podamos estar juntos como familia y aprender con el ejemplo y la práctica lo que significa recompensar a nuestra comunidad.

Además de los eventos comunitarios, he dado numerosas charlas públicas. Esas invitaciones me han obligado a crear un conjunto de destrezas de las que carecía antes de formar parte de Pancreatic Cancer Action. Antes del nacimiento de los niños trabajé como programadora Web y jamás puse un pie en un podio ni hablé ante un micrófono. Cuando estudiaba en la Universidad de Carolina del Norte, me ponía nerviosa cada vez que debía presentar una ponencia ante mis compañeros de clase y el profesor, unas quince personas en total. Ahora subo al estrado y hablo ante dos mil personas, pero no sufro de miedo escénico. Mis amigas me preguntan cómo puedo pararme ante un grupo tan grande de personas y mantener mi compostura. Esto se debe a que creo realmente en lo que estoy haciendo. Tengo la convicción total de que como sociedad, necesitamos apoyar más a los científicos para que sigan ganándole espacio a esta enfermedad difícil y letal. Lo que vivimos Randy y yo fue horrendo para ambos y para nuestras familias, en formas sin precedentes para todos. Y hablar de esa experiencia me ayuda a seguir adelante. Espero que al compartirla, otras personas se identifiquen con nosotros y no se sientan tan aislados en sus propios caminos, y que, a cambio, apoyen mi causa. Siento que de la dolorosa experiencia de la batalla de Randy con el cáncer y de nuestra pérdida ha surgido algo bueno. Es el lado realmente esperanzador: ayudar a otros mientras me ayudo a mí misma.

El aspecto más difícil ha sido la parte "empresarial" de la organización sin fines de lucro. Como miembro de la junta, tengo la misión de garantizar la responsabilidad fiscal de Pancreatic Cancer Action, o sea, asegurar que todos y cada uno de los aportes monetarios a la organización se inviertan en el cumplimiento de su misión: la cura del cáncer de páncreas. Por suerte para mí, la contabilidad de la organización es transparente y bien documentada, lo cual me facilita mucho más el trabajo.

Ha sido una verdadera revelación ver cómo una institución sin fines de lucro bien administrada trata siempre de reducir sus gastos y usar sus fondos para el mejor cumplimiento de sus objetivos. Mi responsabilidad me ha hecho pensar en formas que nunca antes me imaginé.

Como he continuado con mi participación en la comunidad de combate contra el cáncer de páncreas, he tenido el privilegio de conocer a personas magníficas que luchan incansablemente por conseguir una cura. Una en particular que considero un modelo es Roger Magowitz, a quien conocí en una gala de recaudación de fondos de Pancreatic Cancer Action en octubre de 2008. Roger me entregó su tarjeta de presentación y me pidió que lo llamara si alguna vez necesitaba un colchón (¡lo cual hice en su momento, como ya les he contado!). En ese momento era propietario de veinte colchonerías en Arizona y quince en Virginia. Vive con su esposa Jeanne a poca distancia de Virginia Beach, y nos hemos hecho amigos. Aunque no lo supe al principio, me había incorporado a su inmensa lista de amigos y contactos. Roger tiene don de gentes, y encaja como anillo al dedo con la definición de "conector" (personas muy hábiles para unir al mundo) de Malcolm Gladwell, pues tiene una amplia red de amigos por medio de los cuales conoce a otros, o llega a alguien ajeno a su propia red a través de varios grados de separación. Roger usa su talento para apoyar que se consiga una cura del cáncer de páncreas porque esa enfermedad le costó la vida a su madre hace ocho años. Pero en vez de sentir resentimiento, canalizó sus energías y emociones en una batalla frontal contra la enfermedad. Primeramente, trabajó como voluntario en la organización de un torneo de golf para recaudar fondos a beneficio de Pancreatic Cancer Action, logrando un total de $10,000. Al año siguiente, le sugirió al organizador del torneo que le pusieran el nombre de su madre, Seena Magowitz. Gracias a sus esfuerzos y contactos, ¡el torneo recaudó ese año $50,000! Cuando el organizador propuso cambiar el nombre del torneo para rendir homenaje a una persona diferente cada año, Roger sabía que sus amigos no aportarían lo mismo, y decidió seguir por su cuenta y crear su propio encuentro de golf en honor a su madre, al cual le siguió su red de amigos y colaboradores. El evento ha aumentado en cantidad de asistentes (cuatrocientos en el año 2010) y en recaudaciones ($2.5 millones ese mismo año). Me sorprende su éxito y su fuerza de voluntad, nacidos de un deseo de extinguir la enfermedad que devastó a su familia al cobrar la vida de su madre.

Pero el torneo de golf no es el único proyecto emprendido por Roger en su lucha por vencer al cáncer de páncreas, también ha animado a su industria a implementar ideas creativas. Roger es autor de la idea novedosa de hacer ositos de peluche con espuma viscoelástica Tempur-Pedic y donar los ingresos a Pancreatic Cancer Action. Además se ha comprometido a comprar un porcentaje de los ositos para sus colchonerías en Virginia. Su idea contribuyó a la creación de la campaña "Hugs Back" con la que Tempur-Pedic usó esos ositos que se pueden apretar y abrazar en la concienciación sobre el cáncer de páncreas en su trabajo de mercadotecnia, publicidad y relaciones públicas. La compañía ha difundido anuncios sobre los ositos y la causa que representan en revistas y periódicos nacionales y locales, así como en espacios de radio y televisión dando a conocer su venta por una módica suma en colchonerías de todo el país. En diciembre de 2010, la campaña de Tempur-Pedic había generado $300,000 en fondos para la investigación del cáncer de páncreas, gracias a que Roger exhortó a la industria de colchones a participar, y los gigantes empresariales respondieron a su llamado.

Cuando le pregunté cómo podía administrar una compañía en dos estados diferentes, y donar tiempo de trabajo voluntario a proyectos contra el cáncer de páncreas, me explicó que llevaba más de veinte años en el negocio, y contaba con excelentes empleados que mantenían la buena marcha del negocio. Nunca perdió de vista el hecho de que su madre falleció sin esperanza de tratamiento ni de cura, y de que se proponía dar de sí un 110 por ciento cada día. Cuando sus amigos y colegas vieron lo que aportaba de su tiempo, dinero y recursos a la causa, estuvieron más dispuestos a participar. Cuando Roger decidió vender la compañía, escogió un comprador que estuvo de acuerdo en convertir el financiamiento para la investigación del cáncer de páncreas en su renglón de beneficencia empresarial. Mattress Firm no sólo adquirió la compañía de Roger. También lo contrató para que siguiera desempeñando la función que llevó adelante todos esos años sin compensación: la lucha contra el cáncer de páncreas. Además, conjuntamente con su esposa prometieron donar un millón de dólares al Dr. Daniel Von Hoff, director médico de Translational Genomics Research Institute para realizar pruebas clínicas a fin de que las opciones de tratamiento elaboradas en el laboratorio de investigaciones médicas llegaran con mayor rapidez al paciente. Ellos podían haberse comprado una casa para jubilarse en la Florida y jugar golf todos los días, satisfechos de haber hecho su parte. Sin embargo, con su ejemplo demostraron tangiblemente que eliminar el cáncer de páncreas y ayudar al prójimo es una prioridad en sus vidas.

Gracias a personas como Roger y Jeanne, comienzo a tomar decisiones con respecto a lo que es importante para mí y para mi familia. Me he preguntado a mí misma cómo quiero manejar la experiencia por la que pasé junto a Randy. ¿Quiero sepultarla en lo más hondo y dejar que el tiempo borre lentamente las heridas, o asumir mi tragedia y usarla para hacer algo positivo? Al mismo tiempo, no quiero estar atada por el pasado, ni que éste me defina. El nuevo reto que enfrento es aprender a tomar mis experiencias pasadas y usarlas para marcar una diferencia en el mundo actual sin dejar que el pasado dicte mi futuro. No quiero ser "la viuda de Randy", sino sólo Jai Pausch. Debo encontrar alguna manera de recoger los fragmentos dispersos de mis sueños de ayer, y usarlos para crear algo nuevo y hermoso que se corresponda con lo que soy en este momento.

20

Volver a soñar

RECIENTEMENTE ME PIDIERON QUE PRESENTARA a Roger Magowitz durante una cena de patrocinadores de Translational Genomics Research Institute, y esperaba la oportunidad de hablarles a los invitados de los esfuerzos de Roger y del innovador trabajo que contribuye a financiar: las investigaciones sobre el cáncer de páncreas que dirige el Dr. Daniel Von Hoff en TGen. De repente, cuando observaba a los presentes, tropecé con un rostro familiar. "¿De dónde lo conozco?", me pregunté mientras hablaba. ¡Y de pronto me vino a la mente! Se trataba de Dan Quayle, exvicepresidente de los Estados Unidos, sentado a una mesa a mi derecha, mirándome y escuchando lo que decía. Jamás habría imaginado estar en una situación de tal envergadura en la que un vicepresidente, pasado o presente, estuviera escuchándome con atención. ¡Qué noche tan increíble aquella! Posteriormente, pensé en lo que había sentido y lo que eso significaba. El mensaje aleccionador que obtuve como reflexión es que, si bien no sé lo que me depara el futuro, no debo dejarme vencer por el miedo a lo desconocido. Debo confiar. Debo tener fe en que mi vida seguirá teniendo momentos mágicos y plenos de entusiasmo. Pero tengo que abrirme a las posibilidades.

Volver a empezar es algo que todos debemos hacer en varios momentos de nuestras vidas por muchas razones diferentes, como un divorcio o la pérdida del empleo. Cerrar un capítulo de la vida crea por naturaleza temor y ansiedad. En una entrevista concedida a la revista O, Oprah Winfrey habló con franqueza acerca del comienzo de una nueva fase de su vida después de que el programa The Oprah Winfrey Show llegó a su fin. Winfrey describió sus propias palabras de aliento de esta manera: "Mírate aquí, postrada en la cama, temerosa de dar el próximo paso, pero date cuenta de dónde estás [en su residencia de Maui con vista al mar]... Mira de dónde has venido. Y comencé a pensar en mi casita de Misisipi, y comencé a llorar. Pensé: Mira cuántas veces Dios no te dejó abandonada. Y pensé: Bueno, bueno, Dios no va a darme esta oportunidad para luego dejarme sola. ¿Para qué estoy en esta posición, para fracasar?". Oprah no siguió encadenada a su exitoso programa, ni dejó que la ansiedad por el futuro le impidiera dar el próximo paso. Controló su temor, acopió energías y las usó para crear un nuevo sueño: una cadena dedicada a su propia programación televisiva.

Yo también estoy iniciando una nueva fase de mi vida, y he optado por no dejarme atrapar por el pasado. Necesito reinventarme, adaptarme a las nuevas circunstancias en las que me encuentro, y, sobre todo, crecer. Una de las principales lecciones que la vida me ha enseñado es volver a soñar. Cuando un sueño se hace realidad, no debe convertirse en una camisa de fuerza que impide la evolución y el progreso de una persona. Por el contrario, debe ser un punto de apoyo para un nuevo paso. Cuando se rompe un sueño, se deben recoger los fragmentos para crear uno nuevo. No será el mismo que el anterior, pero se puede esperar que sea tan vibrante y lleno de entusiasmo como aquel. Tengo que darme a mí misma permiso para deshacerme de los viejos sueños: no voy a criar a mis hijos con el hombre a quien me uní en matrimonio el 20 de mayo de 2000, bajo la sombra de dos olmos gigantescos. Ese sueño murió con Randy, y ahora tengo sus fragmentos a mis pies. Tampoco puedo seguir atada a ese momento de mi vida. ¿De qué les serviría a Randy o a mis hijos que siguiera siendo una viuda doliente? ¿Qué ejemplo les daría a mis hijos? En vez de hacer memoria de los desengaños de ayer, recurro a las posibilidades de hoy. He creado un nuevo mantra: "Volver a soñar".

Al mirar los fragmentos de mi viejo sueño, he tratado de buscar una manera de salvar lo que pueda para crear una nueva visión. Luego de reflexionar a fondo y respirar profundamente, he considerado las oportunidades positivas de mi vida y comenzado a dar pequeños pasos en el camino hacia la búsqueda de una dirección apropiada tanto para mí como para mi familia. Entre esos pasos figura atender a mis hijos, crear una red de amigos y abrir mi corazón a la búsqueda del amor. Recientemente conocí a Rich Essenmacher, un hombre maravilloso que me acepta y me ama, tanto como a Dylan, a Logan y a Chloe. Estar con alguien a quien atesorar y amar es un don raro que se puede apreciar a cabalidad después de las experiencias por las que he pasado. Como tuve que ser fuerte por tanto tiempo, no me había dado cuenta de lo abrumadora que se había vuelto esa carga. No fue hasta que Rich alivió parte de esa carga de mis hombros que experimenté una sensación de alivio. Día tras día aprendo a apoyarme más y más en él, aunque he confrontado dificultades para dejarlo que haga algunas cosas por mí, cosas simples como abrirme la puerta del coche. No creí que mi corazón volvería a latir nuevamente con tanta intensidad, pero lo ha hecho, y eso me complace.

Vivir la vida con un nuevo amor me ha obligado a reformular la manera en que empleo mi tiempo. Reconozco la importancia de ayudar al prójimo. Sigo apoyando y reconfortando a viudas y viudos que han perdido a sus cónyuges a causa de algún tipo de cáncer.

También escribo una columna titulada Ask Jai, en el sitio Web de National Comprehensive Cancer Network, donde les ofrezco consejos a quienes cuidan de un ser querido para seguir adelante en sus experiencias con el cáncer. Al hacerlo, siento que estoy saldando parte de la deuda contraída por todo el apoyo que recibí en los últimos años.

Además, siento una energía más positiva al continuar ayudando a la comunidad afectada por el cáncer de páncreas. Además de mi trabajo con Pancreatic Cancer Action, colaboro con la Fundación Lustgarten y Translational Genomics Research Institute para promover la información y la investigación del cáncer de páncreas, y doy charlas en conferencias y centros comunitarios para crear conciencia sobre las dificultades que enfrentan quienes cuidan de un ser querido y no reciben apoyo con la frecuencia debida. Aunque no fue mi intención desempeñar ese papel, cuando surgió la oportunidad la evalué con cuidado y decidí que era idónea. Nunca me imaginé que cuidaría de alguien ni que sería vocera de la campaña contra el cáncer de páncreas. Aunque deseo seguir siendo parte de esa comunidad, sé que mis energías y mi tiempo son limitados. Queda mucho por hacer.

Cuando era joven nunca pensé en esas oportunidades o roles porque no había pasado aún por esas experiencias de la vida. No siempre se sabe en la niñez ni en los años de estudios secundarios o universitarios lo que nos depara el futuro ni cuáles serán nuestros mayores retos o logros. Cuando le preguntaron al expresidente Jimmy Carter si sabía lo que iba a ser cuando era niño y vivía en la granja de cacahuates de su padre, en la región rural de Georgia, respondió: "En ese tiempo todo lo que ambicionaba desde que tenía cinco años era ir a Annapolis y ser oficial de la Marina. Como mi tío favorito era marino y me enviaba recuerdos de las Filipinas, Japón y China, quise alistarme en la Marina. Era mi única ambición: alistarme en la Marina". Y miren lo que llegó a ser el Sr. Carter después de hacer realidad su sueño de alistarse en la Marina: el trigésimo noveno presidente de los Estados Unidos y Premio Nobel de la Paz de 2002.

Los sueños de infancia y los sueños de los años universitarios son sólo el comienzo, y nos llevan por un camino que tendrá muchas posibilidades y direcciones para escoger. El error que cometemos a veces es que dejamos de soñar cuando crecemos, lo cual dificulta el afrontar y recuperarse de los cambios que se producen en la vida cuando las cosas no salen como planificamos. Incluso cuando logramos algo, no debemos dejar de soñar. Hay que usar ese éxito para pasar a una nueva fase de la vida.

Durante la redacción de estas páginas he sido madre sin esposo por varios años. Años extensos y duros en los cuales los niños han crecido emocional y físicamente. Hemos tenido que adaptarnos a muchas cosas en el plano individual y familiar. Felizmente, mis hijos han demostrado resistencia a la hora de aceptar nuestras circunstancias y prosperar.

El tiempo que pasamos juntos como familia es invaluable, y no quiero que nada de lo que haga lo afecte. Los niños han recibido muy bien a mi prometido, que los inunda de tiempo y afecto. Rich me ha demostrado que ama a los niños, y que está dispuesto a criarlos conmigo. Es un factor positivo para mis hijos que siguen siendo mi prioridad principal. Aun así, estamos transitando por el proceso de convertirnos en una familia mezclada, aprendiendo a conocernos y a vivir en armonía. La paciencia, el tiempo y el amor marcarán la diferencia para crear el aglutinante que nos una.

Seguimos manteniendo relaciones familiares muy estrechas, compartiendo nuestros pensamientos y sentimientos. También he tratado de seguir inculcándoles los valores tan apreciados por Randy y por mí. Ayudar en las labores hogareñas es importante, tanto para mí como madre sin esposo como para los niños en su aprendizaje a tener responsabilidad. Ellos trabajan en equipo, llenando y vaciando el lavaplatos, sacando la basura, ayudando a limpiar el coche, a organizar sus dormitorios y juguetes y a llevar la ropa a lavar. Saben que sus esfuerzos marcan una diferencia para todos. No podría estar más orgullosa del lazo que hemos forjado juntos.

También me causa sorpresa el crecimiento individual de cada uno. Dylan, el mayor, ya tiene diez años y medio y está en cuarto grado. Tiene muchos amigos en la escuela y muy buenas calificaciones. Sigue recordándome a su padre en su forma de hablar, en su capacidad de acometer temas complejos, en su habilidad natural de negociar y en su empatía. Dylan me sorprende de muchas maneras, y me encanta verlo crecer. A menudo me toma desprevenida cuando dice algo demasiado inteligente para un niño de su edad. Cuando habla, escucho a su padre, en la forma que funcionaba su cerebro y procesaba el mundo que le rodeaba.

La risa y el amor a la vida que caracterizan a Logan, de siete años y medio, son tan intensas como siempre. Gracias a su pícara sonrisa y a su pelo castaño rizado, hace amistades fácilmente. Pero lo más importante es que es de buen corazón y leal a su familia y amigos. Le encantan los ordenadores y los aparatos electrónicos como a su padre. Cuando los niños quieren ver un DVD, jugar en el ordenador o arreglar algunos de sus dispositivos electrónicos, van a ver a Logan, quien trastea en ellos hasta que arregla el problema. También es atlético y usa su considerable fuerza cuando juega fútbol o forcejea con su hermano. Lo más que me gusta de Logan es su disposición a demostrar su amor con un abrazo o acurrucándose junto a mí en el sofá.

Chloe, a sus seis años, ha demostrado una actitud sorprendente de independencia y persistencia. Por espacio de seis meses, cuando tenía cuatro años, me pidió que le cortara a ras el cabello para parecerse a sus hermanos, incluso después de explicarle que se vería diferente a las demás niñas y provocaría sus burlas. Aun así, mi hija, insistente y persistente, tomó su decisión y sabía lo que quería. Cuando le cortaron los rizos, Chloe se veía hermosa, y dio vueltas y vueltas de felicidad y entusiasmo. Luego sufrió en carne propia la presión de sus condiscípulas, y desde entonces decidió dejarse crecer el cabello. Me complace que haya tenido esa experiencia en un entorno de cariño y comprensión. Como le dije en muchas ocasiones, la querría igual con el cabello corto o largo, porque la apariencia exterior no es lo que vale, sino cómo es en su interior. Chloe es una de las alegrías de mi vida.

Como quiero tanto a mis hijos, me duele enormemente cuando dicen que están tristes y echan de menos a su padre. Cuando Dylan, Logan y Chloe expresan su tristeza trato de reconfortarlos y abrazarlos hasta que pasa la oleada de aflicción. Dedicarles tiempo y escucharlos los hace sentir cómodos para hablar de su pesadumbre y no dejarla acumularse dentro de sus corazones. Aunque no puedo curarlos de la aflicción, sí puedo hacerles patente que estoy aquí para ayudarlos y que los amo. En ocasiones eso es lo único que se puede hacer además de ofrecerles un abrazo.

También he aprendido que los niños reaccionan a la pérdida de un ser querido de manera diferente a los adultos. Mi aflicción fue enorme inmediatamente después de la muerte de Randy, pero aquellos sentimientos de tristeza intensa han ido mitigándose poco a poco. La aflicción que sienten los niños por la muerte de su padre, aunque potente, surge aparentemente en momentos diferentes, manifestándose y desapareciendo nuevamente. Un acontecimiento importante de su desarrollo o un cansancio general pueden desencadenar esos sentimientos, haciéndoles brotar las lágrimas. Cada vez que eso ocurre los abrazo y les digo que se les pasará y que no siempre estarán tan tristes. Estoy consciente de que ese proceso se repetirá a lo largo de sus años de infancia, en vez de desaparecer en un período determinado. En la medida que vayan creciendo, contar con una buena base para lidiar con su tristeza será un recurso importante. Para crearla es necesario que yo esté a su disposición, a su alcance, en todo momento.

Es una bendición para todos que no tenga que regresar a trabajar y pueda quedarme en casa con mis hijos. Sé que no ocurre así con muchas personas que confrontan dificultades financieras con la pérdida de un cónyuge. Reconozco que la oportunidad es un regalo que no debe derrocharse. Cuando pienso en lo que quiero hacer para que mi vida progrese, tengo en cuenta que sus necesidades son la prioridad fundamental. Eso quiere decir que mantengo un equilibrio saludable entre las necesidades de mis hijos y las mías. Sigo respaldando la concienciación y las investigaciones del cáncer de páncreas y fomentando el conocimiento de la necesidad de los que cuidan de un enfermo; pero selecciono con cuidado mis actividades fuera de casa para reducir al mínimo el impacto en el tiempo que dedico a mi familia. Esto es algo completamente nuevo para mí, pues siempre he estado en casa y no estuve ante la situación de rechazar una solicitud. Aprender a decir no es una nueva lección de la vida, pero muy esencial para no acometer demasiados proyectos. También limito mis viajes a uno cada dos meses para reducir el tiempo de separación de mis hijos. Hasta ahora esas estrategias han funcionado bien, y todos disfrutamos de la recompensa.

En el viaje de mi propio camino en la vida he encontrado gente increíble y me he encontrado en las situaciones más sorprendentes. Aunque me ha llenado de entusiasmo conocer personas famosas, los momentos verdaderamente significativos surgen de ver la diferencia que han marcado mis esfuerzos en la vida de otros. Es entonces que puedo sentir que no he trabajado en vano, que es lo mejor que puedo hacer, al menos por ahora. Teniendo siempre en mente mi mantra "Volver a soñar" espero seguir creciendo en direcciones que tengan significado para mí, en vez de quedarme estancada o en una rutina infeliz. Cuando la vida me coloque en una encrucijada, podré evaluar cómo esos desafíos afectarán mi nueva situación y luego haré los cambios adecuados. Si mis actividades son demasiado abrumadoras para mí y para mi familia, mantengo la flexibilidad de hacer las cosas de manera diferente, ya sea dejando de hacerlas o encontrando un canal diferente para mis energías y objetivos.

Pero no todas mis aspiraciones giran en torno al cáncer y a los problemas que confronta quien cuida de un ser querido. Uno de los sueños que he acariciado por largo tiempo es viajar más a menudo. El deseo aflora naturalmente porque mi padre era marino y nos mudábamos cada tres años a diferentes ciudades del país. Cuando mi vida estuvo en sus momentos más dolorosos en estos últimos años, afrontaba los momentos difíciles pensando en visitar algún país extranjero, y me veía subiendo al avión, relajándome en mi asiento y sintiendo cómo despegaba la nave. En el ojo de mi mente creé todo tipo de aventuras, desde montar un camello y ver las pirámides de Egipto, hasta recorrer en bicicleta las regiones vinateras de Francia. Después de mi viaje a Italia con mi mejor amiga, Tina Carr, comprendí que no debía de dejar de hacer algo por mí ahora, ni postergarlo para otro momento de mi vida. Necesito gozar de algún placer cada día, no esperar a mañana. De ahora para luego pueden ocurrir muchas cosas. Demasiados "y si…" pudieran ser un obstáculo para ese plan de gratificación que he pospuesto durante tanto tiempo. Ya estoy planificando mis vacaciones de este año, y sueño con algunos viajes adorables e interesantes en un futuro cercano.

La vida es un don precioso y no tengo intenciones de perder ni un día. ¿He sufrido tragedias? Claro que sí. Pero no recuperarme de la tristeza que he sentido y de la pérdida de tantos momentos felices en ese tiempo sería una tragedia mayor. ¿Se rompió mi sueño? Por supuesto. Y eso volverá a ocurrir. Pero cuando ocurra, recogeré los fragmentos y crearé algo nuevo. Siempre volveré a soñar.

FUENTES DE AYUDA

The Pancreatic Cancer Action Network
Pancreatic Cancer Action Network es la organización nacional que crea esperanza integral por medio de investigaciones, apoyo al paciente, ayuda comunitaria y promoción para la búsqueda de una cura. La organización recauda fondos para la financiación privada de investigaciones y aboga por una política más activa de financiamiento federal de los progresos médicos en la prevención, diagnóstico y tratamiento del cáncer pancreático.
> www.pancan.org; info@pancan.org;
> www.facebook.com/JointheFight
> 1500 Rosecrans Avenue, Suite 200, Manhattan Beach, CA 90266
> 310-725-0025; línea gratuita: 877-272-6226

Fundación Lustgarten
La Fundación Lustgarten es la principal fundación privada de los Estados Unidos dedicada únicamente al financiamiento de investigaciones del cáncer pancreático. Como Cablevision Systems Corporation asume todos los gastos administrativos de la institución, el cien por ciento de cada dólar donado a la fundación se destina directamente a la investigación
> www.lustgarten.org; www.curePC.org;
> www.facebook.com/CurePancreaticCancer
> 1111 Stewart Avenue, Bethpage, NY 11714
> 516-803-2304; línea gratuita: 1-866-1000; fax: 516-803-2303

Dr. Daniel Von Hoff y su equipo
de The Translational Genomics Research Institute
La misión de TGen es crear rápidamente nuevos tratamientos y mejores diagnósticos del cáncer pancreático y otras enfermedades mortales.
> www.helptgen.org; foundation@gen.org;
> www.facebook.com/helptgen
> 445 N. Fifth Street, Phoenix, AZ 85004
> 602-343-8400; línea gratuita 1-866-370-8436

Fundación Seena Magowitz: el rostro y la voz de la causa contra el cáncer de páncreas
> www.seenamagowitzfoundation.org;
> www.facebook.com/pages/Seena-Magowitz-Foundation/275193745486
> Roger E. Magowitz, Fundador y Presidente de la Junta Directiva
> roger@seenamagowitzfoundation.org; 602-524-7636

AGRADECIMIENTOS

Quiero agradecerles a Dylan, a Logan y a Chloe por su amor, que me ha inspirado a ser la mejor persona y mamá que he podido. Ustedes me maravillan cada día que transcurre.

Gracias por salir a cenar conmigo, Rich. Ignoraba que sería capaz de volver a amar tan intensamente. Contigo he aprendido a abrir mi corazón, a deshacerme del pasado y a crear un futuro para nosotros.

No tengo palabras de gratitud suficientes para expresarles a todos mis amigos y familiares que nos ayudaron a sobrevivir cada día y en cada crisis. Muchas gracias a la comunidad de Carnegie Mellon, a la iglesia First Unitarian Universalist Church de Pittsburgh, a las familias Pausch y Glasgow, y a la comunidad de amigos de Great Bridge incluyendo a mis compañeras del equipo de tenis. Sus acciones renovaron mi fe.

La presencia y la gran generosidad de Bob y Jane Glasgow fueron de gran ayuda en esta dura prueba. Incluso en ocasiones que se le pidió que hiciera lo imposible, Bob lo intentó. Lamento haber tenido expectativas tan distantes de la realidad en aquellos momentos.

A quienes cuidan de un ser querido que necesiten ayuda les recomiendo el libro de la Dra. Michele Reiss, *Lessons in Loss and Living*. Además, pueden ver gratuitamente la serie en video *Walking on Eggshells* realizada por Johns Hopkins Medicine, www.hopkinsmedicine.org/kimmel_cancer_center/patient_information/videos/caregivers.html. Asimismo, muchos centros de tratamiento del cáncer y de oncología ofrecen grupos de apoyo y asesoría para quienes cuidan de un ser querido.

A los pacientes con cáncer de páncreas les recomiendo de todo corazón el Programa de Servicio y Enlace al Paciente (Patients and Liaison Service Program) de Pancreatic Cancer Action Network, sin costo alguno, www.pancan.org; 877-272-6226. Además, el National Comprehensive Cancer Network, www.nccn.org, produce una guía Web gratuita para los pacientes con cáncer de páncreas (y otros tipos de cáncer) para ayudarlos a ellos y a sus seres queridos a comprender la enfermedad y conocer qué opciones tienen a su disposición.

También quiero enviar un saludo a las siguientes organizaciones, investigadores y a sus trabajadores voluntarios por sus continuos esfuerzos en la búsqueda de una cura del cáncer de páncreas, y por darles esperanza a los pacientes y a sus familias:

The Pancreatic Cancer Action Network

Fundación Lustgarten

Dr. Daniel Von Hoff y su equipo de Translational Genomics Research Institute

Fundación Seena Magowitz